JN121743

リハビリテーション医学ミニマムペディア

医学

ミニマムペディア

角田 亘　国際医療福祉大学医学部リハビリテーション医学教室主任教授

株式会社 新興医学出版社

CONTENTS

3. 外科疾患（脳神経・整形・形成外科以外）に対する リハビリテーション医療

4. 脳神経内科・外科疾患に対する リハビリテーション医療

5. 整形・形成外科疾患に対するリハビリテーション医療

6. 小児科疾患に対するリハビリテーション医療

7. 全診療科の共通事項

　リハビリテーション（以下、リハ）医療・医学は着実に進歩・発展を遂げており、現在ではリハ医療・医学がカバーする分野もしくは関連する領域は、非常に幅広くなっている。しかしながら一般的には、6年間の医学部教育および2年間の初期研修医教育においては、リハ医療・医学を学ぶ時間はかなり限られている。また、"リハ医療・医学を自らの専門とすることを決心した方々"であっても、B4版の大型テキストをいきなり読破することは難しい。そのようなわけで本書は、"限られた時間の中で、リハ医療・医学の要点を要領よく学ぶための必携書"として企画された。

　私は本書の主な対象を、①医学部の3〜6年生時にリハ科の講義もしくは臨床実習に挑む医学生、②2年間の初期研修中にリハ科の概略を理解したい初期研修医、③リハ医療・医学をあらためて基本から学び直したいリハ科の後期研修医、④リハ科を専門とはしないがリハ医療・医学の最重要事項を把握しておきたい他診療科の医師の方々と想定している。さらに本書は、⑤キャリアの浅いリハ科療法士（理学療法士・作業療法士・言語聴覚士）、⑥リハ医療に関わる看護師の方々のお役にも立てるはずである。

　本書は、"誰もが知っておくべき（最小限必要な）要点を、もれなくすべて網羅した書"との意で、"ミニマムペディア"と題された。リハ医療は、臨床の場に身を置く医療者であれば、誰もが理解しておくべき"必須の医療分野"である。ひとりでも多くの方々が本書を手にすることで、本邦におけるリハ医療のquantity & qualityが高まる（より多くの患者様に、より質の高いリハ医療が提供される）ことを私は切望する。

2023年2月

角田　亘

リハビリテーション医療・医学の重要略語一覧

略記	欧文	邦訳
AAC	augmentative and alternative communication	補助・代替コミュニケーション
ABI	ankle brachial pressure index	足関節上腕血圧比
ACL	anterior cruciate ligament	前十字靭帯
ADHD	attention deficit hyperactivity disorder	注意欠如・多動性障害
ADL	activities of daily living	日常生活動作
AFO	ankle foot orthosis	短下肢装具
AIS	ASIA Impairment Scale	―
ALS	amyotrophic lateral sclerosis	筋萎縮性側索硬化症
AMI	acute myocardial infarction	急性心筋梗塞
ASD	autism spectrum disorder	自閉症スペクトラム障害
ASO	arteriosclerosis obliterans	閉塞性動脈硬化症
AWGS	Asian Working Group for Sarcopenia	
BADS	Behavioural Assessment of the Dysexecutive Syndrome	遂行機能障害症候群の行動評価
BBS	Berg Balance Scale	
BDNF	brain-derived neurotrophic factor	脳由来神経栄養因子
BI	Barthel index	Barthel 指数
BIA	bioelectrical impedance analysis	生体電気インピーダンス法
BIT	Behavioural Inattention Test	行動性無視検査
BMI	body mass index	
CABG	coronary artery bypass grafting	冠動脈バイパス手術
CAT	Clinical Assessment for Attention	標準注意検査法
CKD	chronic kidney disease	慢性腎臓病
CONUT	Controlling Nutritional Status	―
COPD	chronic obstructive pulmonary disease	慢性閉塞性肺疾患
COVID-19	coronavirus infectious disease, emerged in 2019	新型コロナウイルス感染症
CP	cerebral palsy	脳性麻痺
CPM	continuous passive motion	―

88002-890 JCOPY

略記	欧文	邦訳
CPX	cardiopulmonary exercise test	心肺運動負荷試験
CRPS	complex regional pain syndrome	複合性局所疼痛症候群
DBS	deep brain stimulation	脳深部刺激
DCD	developmental coordination disorder	発達性協調運動障害
DVT	deep venous thrombosis	深部静脈血栓症
DXA	dual-energy X-ray absorptiometry	二重エネルギー X 線吸収測定法
FAB	Frontal Assessment Battery	—
FIM	Functional Independence Measure	機能的自立度評価法
FRT	Functional Reach Test	—
GBS	Guillain-Barré syndrome	Guillan-Barré 症候群
GFR	glomerular filtration rate	糸球体ろ過量
GLUT4	glucose transporter-4	糖輸送体 4
GMFCS	Gross Motor Function Classification System	粗大運動能力分類システム
GMFM	Gross Motor Function Measure	粗大運動能力尺度
HAD	hospitalization-associated disability	入院関連機能障害
IADL	instrumental ADL	手段的日常生活動作
ICARS	International Cooperative Ataxia Rating Scale	—
ICF	International Classification of Functioning, Disability and Health	国際生活機能分類
ICIDH	International Classification of Impairments, Disabilities and Handicaps	国際障害分類
ICU-AW	ICU-acquired weakness	—
ISNCSCI	International Standards for Neurological Classification of Spinal Cord Injury	—
ITB	intra-thecal baclofen	髄腔内バクロフェン
J-CHS	Japanese Cardiovascular Health Study	
JMAP	Japanese Miller Assessment for Preschooler	
JPAN	Japanese Playful Assessment for Neuropsychological Abilities	
KAFO	knee ankle foot orthosis	長下肢装具
LLB	long leg brace	長下肢装具
LSCS	lumbar spinal canal stenosis	腰部脊柱管狭窄症

略記	欧文	邦訳
MIC	maximum insufflation capacity	最大強制吸気量
MD	muscular dystrophy	筋ジストロフィー
MDRPU	medical device related pressure ulcer	医療関連機器圧迫損傷
METs	metabolic equivalents	代謝当量
MLD	manual lymphatic drainage	用手的リンパドレナージ
MMT	Manual Muscle Test	徒手筋力検査
MNA-SF	Mini Nutritional Assessment-Short Form	簡易栄養状態評価表
MS	metabolic syndrome	メタボリックシンドローム
MS	multiple sclerosis	多発性硬化症
MUST	Malnutrition Universal Screening Tool	—
MWST	modified water swallowing test	改訂水飲みテスト
NAFLD	non-alcoholic fatty liver disease	非アルコール性脂肪性肝疾患
NASH	non-alcoholic steatohepatitis	非アルコール性脂肪性肝炎
NPPV	non-invasive positive pressure ventilation	非侵襲的陽圧換気
NYHA	New York Heart Association	ニューヨーク心臓協会
OGTT	oral glucose tolerance test	経口ブドウ糖負荷試験
OSSCS	orthopaedic selective spasticity-control surgery	整形外科的選択的痙性コントロール手術
OT	occupational therapist	作業療法士
PACE	Promoting Aphasics Communicative Effectiveness	
PAD	peripheral arterial disease	末梢動脈疾患
PASAT	Paced Auditory Serial Addition Test	—
PCI	percutaneous coronary intervention	経皮的冠動脈インターベンション
PCI	Physiological Cost Index	生理的コスト指数
PD	Parkinson's disease	Parkinson病
PT	physical therapist	理学療法士
QOL	quality of life	人生の質
RA	rheumatoid arthritis	関節リウマチ
RASS	Richmond Agitation-Sedation Scale	
RBMT	Rivermead Behavioral Memory Test	Rivermead行動記憶検査
ROM	range of motion	関節可動域

略記	欧文	邦訳
RSST	repetitive saliva swallowing test	反復唾液嚥下テスト
S-PA	Standard Verbal Paired-Associate Learning Test	標準言語性対連合学習検査
SARA	Scale for the Assessment and Rating of Ataxia	―
SCD	spinocerebellar degeneration	脊髄小脳変性症
SCU	stroke care unit	脳卒中集中治療室
SDSA	Stroke Drivers' Screening Assessment	脳卒中ドライバーのスクリーニング評価
SLB	short leg brace	短下肢装具
SLD	specific learning disorder	限局性学習障害
SLTA	Standard Language Test of Aphasia	標準失語症検査
ST	speech-language-hearing therapist	言語聴覚士
SVA	shank to vertical angle	―
TENS	transcutaneous electrical nerve stimulation	経皮的神経電気刺激
THA	total hip arthroplasty	人工股関節全置換術
TKA	total knee arthroplasty	人工膝関節全置換術
TMT	Trail-Making Test	―
t-PA	tissue plasminogen activator	組織プラスミノーゲンアクチベーター
TPPV	tracheostomy positive pressure ventilation	気管切開下陽圧換気
TUG	Timed Up and Go Test	―
VE	videoendoscopic examination of swallowing	嚥下内視鏡
VF	videofluoroscopic examination of swallowing	嚥下造影
WAB	Western Aphasia Battery	西部失語症バッテリー
WCST	Wisconsin Card Sorting Test	Wisconsin カード分類テスト
WMS-R	Wechsler Memory Scale-Revised	Wechsler 記憶検査

●本文中の略語については、本書の初出時のみ章末にスペルアウトしています。

1 リハビリテーション医療・医学のコンセプト

ポイント

1. リハ医療・医学は、患者の症状のみならず、患者の「生活・活動・人生」を治すことを目指す。
2. First strategy として、患者の症状を少しでも改善させるように治療的介入を行う。
3. Second strategy として、症状が残存していても患者の生活・活動・人生の質 (QOL) が向上するように介入を行う。

コツと注意点

　リハ医療・医学の最たる目標は、患者の生活・活動レベルと QOL の向上である。すなわちリハ医療では、個々の患者と深くじっくりと付き合うことで「something beyond the symptoms」にまで目を向ける。その焦点のほとんどを症状の改善のみに当てる他の診療科とは対照的に、症状・生活・活動・人生を治療対象とするリハ医療は（より高い次元まで介入を行うリハ医療は）、ユニークかつ先進的な医療分野である。リハ医療・医学で言うところの「生活」とは、日常生活動作 (ADL) と手段的日常生活動作 (IADL) を指すことが多い。

ちょっと詳しく！

　リハ医療・医学は**患者の症状のみならず、患者の日常生活・社会活動・人生を治す医療・医学分野**である。そのために医師・リハ科療法士・看護師は、医学的アプローチのみならず社会的アプローチも積極的に介入させて包括的な治療を進めていく。なんらかの疾患や外傷によって障害が出現した場合、リハ医療によって

88002-890 JCOPY

基礎知識

内科疾患

外科疾患

脳神経

整形・形成

小児

全科共通

それを軽減させることを試みるが、障害が残存した場合には、リハ医療として「**障害があっても生活・活動ができるように**」長期的な支援を行っていく。

リハ医療のアプローチは、患者の症状の改善を目指す **first strategy** と、症状が残存しても患者の生活・活動と QOL を向上させる **second strategy** とに大別して考えるとよい。まずは、とにかく症状が軽減するようにさまざまなリハ訓練を行う。これが功を奏して症状が改善すれば、当然ながらそれに続いて生活・活動と QOL も改善する。これが first strategy（症状を治すことで、生活・活動と QOL が改善する）であり、もっとも望まれる回復の姿である。しかしながら、現代におけるリハ医療なるものは、決して完全なものではない。すなわち、現在における最良のリハ訓練を最適のタイミングで行ったとしても、なんらかの症状が残存することは珍しくない。そのような場合、「症状が残ったから、生活・活動と QOL の改善はもうあきらめる」というのはリハ医療・医学の観点からは誤った考え方である。症状が残存してしまった場合には、「症状があっても生活・活動と QOL を向上させるように」なんらかの介入を行わなくてはならない。これがリハ医療における second strategy である。

急性期病院におけるリハ科医師の主たる役割は、他の診療科のサポートである。すなわち、他の診療科からコンサルトを受けたうえで、他の診療科に入院した患者に対して最適な急性期リハを提供する。また、急性期病院を退院した患者などに外来リハを提供することもある。一方で回復期リハ病棟など入院施設におけるリハ科医師は、患者の主治医としてチーム医療を統括していくこととなる。

- 人生の質（QOL）：quality of life
- 日常生活動作（ADL）：activities of daily living
- 手段的日常生活動作（IADL）：instrumental ADL

2 理学療法

ポイント

1. 理学療法とは、運動障害を主たる対象として、基本的動作能力の回復を目指す治療である。
2. 歩行機能など移動能力を高める訓練が中心となる。
3. 内部障害に対する運動療法指導も含まれる。

コツと注意点

「動作能力」を「基本的動作能力（寝返り・起き上がり・坐位保持・立ち上がり・立位保持などの基本動作能力、移乗能力、歩行能力）と「応用的動作能力（移乗と歩行以外の日常生活動作〔ADL〕および手段的日常生活動作〔IADL〕を行う能力）とに分ける考え方がある。この考え方に基づくと理学療法は**「基本的動作能力」**の回復と、心肺持久力など**「全身体力」**の回復を目指す治療と位置付けることができる。

ちょっと詳しく！

理学療法とは、運動障害（麻痺、筋力低下、歩行障害、バランス障害など）や内部障害（心疾患、呼吸器疾患、悪性腫瘍など）をもつ患者を対象として、坐位保持、立位保持、移乗、歩行などの基本的動作能力の回復もしくは心肺持久力など全身体力の回復を目指す治療である。特に、脳卒中、脳性麻痺、脊髄損傷、骨関節疾患、下肢体幹の筋力低下によって障害される**移動能力（移乗能力・歩行能力）を回復させる訓練**が中心となる。最近では理学療法として、将来的に身体機能障害の発生が予想される患者（活動性が低下している高齢者など）に対する「予防的リハ訓練」も

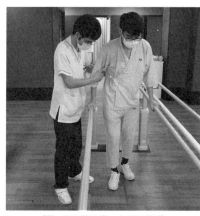
〈図：平行棒を用いた歩行訓練〉

基礎知識
内科疾患
外科疾患
脳神経
整形・形成
小児
全科共通

行われるようになってきている。理学療法は、一般的には理学療法士（PT）によって提供される。

　理学療法に含まれるものは、①下肢麻痺に対する促通訓練（脳に刺激入力を行うことで片麻痺や対麻痺の回復を促す）、②下肢体幹に対する関節可動域（ROM）訓練および筋力増強訓練（能動的動作が少なければ ROM 訓練を、能動的動作が可能であれば筋力増強訓練を中心に行う）、③**基本動作訓練**（寝返り、起き上がり、立ち上がり、立位保持など）、④坐位保持訓練、⑤**移乗訓練**、⑥**歩行訓練**（平行棒、歩行器、杖を用いた歩行訓練から、階段昇降などの応用歩行訓練まで）（図）、⑦バランス訓練（失調に対する）、⑧心肺持久力訓練（エルゴメーター訓練、トレッドミル訓練など）、⑨呼吸訓練（排痰訓練、胸郭ストレッチなど）、⑩義肢装具療法（義足作製とそれを用いた義足歩行訓練、下肢装具の作製など）、⑪物理療法、⑫自主訓練指導などと幅広い。

● 理学療法士（PT）：physical therapist
● 関節可動域（ROM）：range of motion

3 作業療法

コツと注意点

　理学療法では日常生活や社会活動の基盤となる身体能力を訓練するのに対して、作業療法では日常生活や社会活動そのものを訓練することが多い。すなわち、国際生活機能分類（ICF）でいうところの「活動制限」と「参加制約」が訓練のターゲットになる。理学療法が「より primitive な下肢の動作（基本的動作能力）」を訓練対象とするのに対して、作業療法は「より developed な上肢の動作（応用的動作能力）」を訓練対象とすることが多い。

ちょっと詳しく！

　作業療法とは、身体または認知精神障害のある患者に対して、作業を通じて**応用的動作能力**（ADL 能力、IADL 能力など）や**社会的適応能力**（仕事、趣味、遊び、対人交流など）の回復を目指す治療である。すなわち、人として日常的・社会的に生活・活動するための能力を回復させる治療（訓練）・指導・援助である。ただし現状としては、実際には上肢運動障害や認知訓練など、基本的心身能力（運動機能、認知機能など）を回復させる訓練も作

88002-890 JCOPY

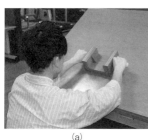
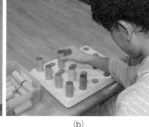

| (a) | (b) |

〈図：サンディングボード（a）やペグボード（b）を用いた訓練〉

業療法として提供されている。

　作業療法は、一般的には作業療法士（OT）によって提供される。本邦では約55%のOTは病院などの医療系施設で身体障害（非精神障害）を対象としており、約12%のOTは医療系施設で精神障害を対象としている。また、約20%のOTは介護保険サービス（訪問リハ、通所リハなど）に従事している。

　作業療法に含まれるものは、① **ADL・IADL 訓練**（応用的動作能力の訓練。更衣訓練、排泄訓練、調理訓練、自動排泄処理装置などの福祉用具を用いる訓練など）、②上肢運動障害（脳卒中後上肢麻痺、上肢骨折など）に対する訓練（基本的心身能力の訓練。手指の巧緻動作訓練、サンディングボードやペグボードなどを用いた訓練〔図〕など）、③認知機能障害や精神障害に対する訓練（基本的心身能力の訓練）、④住環境の評価とその整備および適応訓練（応用的動作能力の訓練）、⑤就労・就学のための訓練や自動車運転再開のための訓練（社会的適応能力の訓練。パソコンの使用訓練、公共交通機関を利用する訓練、シミュレーターを用いた訓練など）、⑥地域活動や趣味活動への参加の促し（社会的適応能力の訓練。絵画、園芸、革細工、など）などである。

● 国際生活機能分類（ICF）：International Classification of Functioning, Disability and Health
● 作業療法士（OT）：occupational therapist

4 言語聴覚療法

コツと注意点

　言語聴覚士（ST）が国家資格となったのは、1997 年である（1997 年に言語聴覚士法が成立して、1999 年に第 1 回国家試験が開催された。理学療法士〔PT〕と作業療法士〔OT〕から約 30 年遅れての制定である）。ST の資格を得るためには、ST 養成課程のある 4 年制大学もしくは専門学校（3 年制か 4 年制）を卒業した後に、国家試験に合格する必要がある（これは、PT と OT と同じである）。ST 資格に合わせて教員免許を取得していれば、小・中学校における特別支援学級および学校で働く（言語指導、聴覚活用指導、コミュニケーション訓練などを行う）こともできる。現時点（2022 年 11 月）では本邦における ST の有資格者数は 34,000 人を超えており、年々増加傾向にある。

ちょっと詳しく！

　言語聴覚療法とは、疾病や外傷によって生じた音声・言語・聴覚機能障害の回復を目指す治療である。すなわち言語聴覚療法は、**コミュニケーション障害の回復・コミュニケーション能力の**

88002-890 JCOPY

（再）習得を目指す治療と位置付けることができる。言語聴覚療法は、もともとはろうあ者に対する教育・福祉活動の一部として発展してきた。

喉頭がんや舌がんなどの頭頸部がんによって生じる音声（発声）機能障害に対しては、発声訓練や代替音声（食道発声、電気式人工喉頭）の訓練を行う。脳卒中や頭部外傷を原因とする失語症（大脳の言語中枢の障害）に対してはいわゆる**言語訓練**を、構音障害（麻痺の一症状として呂律が回らない状態）に対しては**構音訓練**を行う。中等度〜重度の失語症で言語によるコミュニケーションが難しい場合には、PACE（絵カード、ジェスチャー、指さしを用いたコミュニケーションの訓練）を試みる。言語発達の遅れがみられる小児患者に対しては言語発達訓練を、先天性難聴などによって聴覚機能が障害されている患者に対しては人工内耳埋め込み後に聴覚リハビリテーションを行う。認知症や高次脳機能障害などの成人患者および発達障害や精神遅滞などの小児患者に対する認知機能評価・神経発達評価・**認知機能訓練**も言語聴覚療法の一部分と位置付けられている。

多くの場合では、言語聴覚療法は ST によって、個室における一対一訓練として提供される。総じて言語聴覚療法においては、成人の言語障害（失語症、構音障害）や認知機能障害に対する評価・訓練の占める割合が高い。

最近では、**嚥下リハ（嚥下障害に対する評価と訓練）**が、ST によって提供されるようになってきているが、嚥下リハは厳密には「言語聴覚療法」の範疇には入らない。施設によっては、嚥下リハが ST の主たる業務となっているところもある。ST が院内の栄養サポートチームの一員となることも、珍しくはない。

● 言語聴覚士（ST）：speech-language-hearing therapist
● PACE：Promoting Aphasics Communicative Effectiveness

5 多職種連携による チーム医療

ポイント

1. リハ医療は、多くの職種が関わるチーム医療として提供される。
2. 各職種が異なった視点から患者をみることで、患者に対する介入が「スキのない全方向性のもの」になる。
3. カンファレンスを開催することで、患者に関する情報とチーム医療の方向性を各職種が共有する。

コツと注意点

リハ医療は、多職種によるチーム医療として提供される。チームを構成する各スタッフのそれぞれは、professional もしくは specialist として「**自分たちしかできない仕事**」をもっており、それら各スタッフが協力することで、対象となる患者に対する「**全方向性の治療的介入**」が実現される。多職種チームを構成することで医学的介入のみならず社会的介入も可能となり、患者の生活・活動や人生を「スキなく治していく」ことが実現される。

ちょっと詳しく！

リハ医療のチームは、医師、理学療法士（PT）、作業療法士（OT）、言語聴覚士（ST）、看護師、薬剤師、栄養士、義肢装具士、医療ソーシャルワーカー、臨床心理士などから構成される（図）。医療界にはさまざまなチーム医療が存在するが、もっとも多くの職種が関与するのがリハ医療のチーム医療である。リハ医療ではひとりの患者に対して、多面的（身体的、認知精神的、社会的など）にアプローチして、**全方向性**に介入することが求めら

88002-890 JCOPY

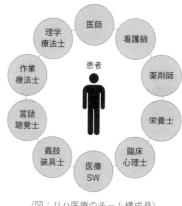

〈図：リハ医療のチーム構成員〉
＊ SW: social worker

　れる。このような**多面的アプローチ**は、異なる専門性をもった多職種が協力することによって実現される。リハ医療のチーム医療においては、すべての職種が同じように重要であり職種間で優劣はない。ただし、「チーム医療のリーダー」は（リハ科の）医師が務めることが望ましい。その理由は、医師は「主治医」として全責任を負うこと、重要な患者説明は医師が中心に行うということと、**医師によるリハ処方によってリハ訓練が開始される**ことなどである。リーダーは絶対的な決定力はもたないが、最終的な決定はリーダーによってなされるべきである。

　チーム医療（特に入院患者に対して）を行う場合には、すべてのチーム構成員が出席する**チームカンファレンス**が重要となる。カンファレンスの目的は、①患者に関わる情報をチーム全体で共有すること、②チーム全体で問題点を検討すること、③チーム医療の今後の方向性を確認すること、④各チーム構成員が今後に行うべきことを確認することなどである。カンファレンスは入院時（初診時）を含めて定期的に開催されることが望ましい。

6 国際生活機能分類

ポイント

1. 患者の生活・活動・人生を治すリハ医療・医学では、国際生活機能分類（ICF）のコンセプトが重要視される。
2. 機能障害は症状、活動制限は日常生活の障害、参加制約は社会活動の障害に該当する。
3. 生活機能の背景として、環境因子と個人因子がある。

コツと注意点

　患者の症状のみならず患者の日常生活や社会活動にまで介入を行うリハ医療・医学においては、ICF のコンセプトは非常に重要である。医療者として「ひとりの患者の人生」を考えていくためには、その患者の日常生活、社会活動、環境、個人としての特徴にも目を向ける必要がある。

ちょっと詳しく！

　ICF は、2001 年に WHO によって制定された。その前身であった国際障害分類(ICIDH)を発展させたものである。ICF は「生きることの全体像」を示す共通言語と位置付けられる。

　ICF は、①**心身機能・身体構造** (body functions & structures)、②**活動** (activity。日常生活にほぼ相当)、③**参加** (participation。社会活動にほぼ相当)、④**環境因子** (environmental factors)、⑤**個人因子** (personal factors) という 5 つの要素から構成されている（図）。これらのうち①〜③が「**生活機能**」に相当する。生活機能の障害には、impairment、activity limitation、participation restriction の 3 つがある。

88002-890 JCOPY

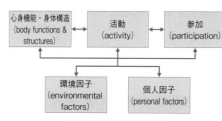

〈図：ICF の 5 つの要素〉

(一般社団法人　日本リハビリテーション医学教育推進機構・公益社団法人　日本リハビリテーション医学会　監：リハビリテーション医学・医療コアテキスト　第 2 版. 医学書院, pp10, 2022 より改変)

①(心身) 機能障害・(身体) 構造障害 (impairment)：機能障害とは麻痺、失語症、疼痛、呼吸困難など「症状」に相当し、構造障害とは下腿切断など「形態学的な異常」に相当する。

②活動制限 (activity limitation)：日常生活の障害に相当する。「活動」は「できる活動 (能力)」と「している活動 (実行状況)」とに分けて評価する。

③参加制約 (participation restriction)：会社で働けない、家庭内で親としての役割を果たせない、地域活動に従事できないなどの社会活動の障害に相当する。

　環境因子とは住居の状況、介護者の状況、家族構成、サービス供給体制などを指す。個人因子とは職業歴、学歴、価値観、ライフスタイル、民族などを指す。

　例えば、脳卒中で片麻痺 (impairment) が生じると、歩行が困難となり (activity limitation)、仕事ができなくなる (participation restriction) というように生活機能が 3 つのレベルで障害される。

●国際障害分類 (ICIDH)：International Classification of Impairments, Disabilities and Handicaps

7 障害者支援のコンセプト

ポイント

1. ノーマライゼーション (normalization) とは、「障害者を ありのままで受け止めることができるように、その周囲 が変わる・周囲を変えること」である。
2. ユニバーサルデザイン (universal design) とは、すべて の人が利用できるように "最初から" デザイン・企画する ことを指す。
3. バリアフリー (barrier free) とは、特定の誰かのために バリアを除去することである。

コツと注意点

　インクルーシブ・ソサエティ (inclusive society) とは、「性別・ 国籍・宗教などの違い、障害の有無などにかかわらず、互いを認 め合い、排除せずに共生する社会」を指す。すなわち、障害者や 高齢者のみならず、マイノリティーな存在も包括する概念であ る。異質な人や少数派が差別・排除されることなく、多様性 (diversity) を認めて尊重する社会ともいえる。

ちょっと詳しく！

　ノーマライゼーションとは、「障害のある人が障害のない人と 同様に生活し、共にいきいきと活動できる社会を目指す」という 理念である。この理念は「障害者が変わる・障害者を変える」の ではなく、「障害者の周囲（周囲の人や設備など）が変わる・周 囲を変える」ことを目指している（障害者は、"ありのまま" で よい）。障害のある人の人権を認め、環境条件を変えることで障

88002-890 JCOPY

害者を援助する理念ともいえる。この理念の実践によって、「以前は特異と思われていたことが、"あたりまえの状態"になる」ことが期待される。最近ではその理念が拡大して、障害者の職業復帰や経済的自立の獲得までがその範疇に含まれるようになっている。本邦では、障害者基本法と障害者雇用促進法が、ノーマライゼーションを具現化するための施策などを定めている。

ユニバーサルデザインとは、ノースカロライナ州立大学のMace教授によって提唱された概念であり、「**誰もが利用できるように、最初から（あらかじめ）デザイン・企画すること**」を指す（例えば、最初から階段の横にスロープも設置しておく）。ユニバーサルデザインの原則として、①誰もが公平に利用できる、②柔軟性がある（個人の好みや能力に合わせることができる）、③使い方が簡単である、④必要な情報がすぐに分かる、⑤簡単なミスが危険につながらない、⑥身体の負担にならない、⑦利用のための空間が確保されていることが挙げられている。

バリアフリーとは、「**特定の誰か（障害者、高齢者など）のために、（後になってから）バリアを除去すること**」を指す（例えば、階段に後から手すりを設置する）。2006年に施行された**バリアフリー法**（高齢者、障害者等の移動等の円滑化の促進に関する法律）は、①公共交通施設や建築物などのバリアフリー化の促進（各施設における整備目標や移動を円滑化するための基準の設定など）、②地域における重点的・一体的なバリアフリー化の促進（移動を円滑化するための経路やエリアの確保など）、③心のバリアフリーの促進（バリアフリー化の促進に関する国民の理解と協力を促す）を定めている。

ユニバーサルデザインとバリアフリーでは、完成される設備は同じものとなるかも知れないが、そこにいたるまでの準備・思考課程が異なっている（すべての人のために最初から障壁を作らないようにするのか、特定の人のために後になってから障壁を取り除くのか）。

基礎知識　内科疾患　外科疾患　脳神経　整形・形成　小児　全科共通

ポイント

1. 筋力評価の gold standard は、現在でも徒手筋力検査（MMT）である。
2. MMT では、まずは重力に抗して関節を動かせるか否かを診断する。
3. 脳卒中後片麻痺は、Brunnstrom 回復ステージでその重症度を評価する。

コツと注意点

　筋力低下の原因は、①筋肉そのものの障害（廃用性筋萎縮、筋炎など）、②神経筋接合部の障害（重症筋無力症、Lambert-Eaton 症候群など）、③下位運動ニューロン（末梢運動神経）の障害（Guillain-Barré 症候群など）、④上位運動ニューロン（錐体路）の障害（脳卒中、脊髄損傷など）に大別される。「麻痺」は、**下位もしくは上位運動ニューロンの障害**を指す。

ちょっと詳しく！

　MMT は、個々の筋肉の筋力を**徒手的かつ半定量的**に評価するものであり、現在でも筋力評価の gold standard である（表 a）。MMT の評価では、まずは「**重力に抗して関節を動かせるか否か**」を診断する（例えば、股関節の屈筋を評価するには、仰臥位で股関節を屈曲させて大腿部を持ち上げさせる）。そうすることで、その筋の筋力が MMT で 3 以上であるのか、それとも 2 以下であるのかを判定できる。3 以上であれば、次は徐々に抵抗を加えていき、その反応から 3〜5 のいずれであるかを診断する。2 以

88002-890 JCOPY

基礎知識

内科疾患

外科疾患

脳神経

整形・形成

小児

全科共通

〈表 a：MMT〉

スコア	内容
5（N：Normal）	強い抵抗を加えても、重力に抗して全可動域を動かせる。
4（G：Good）	いくらかの抵抗を加えても、重力に抗して全可動域を動かせる。
3（F：Fair）	抵抗を加えなければ、重力に抗して全可動域を動かせる。
2（P：Poor）	重力の影響を除けば、全可動域を動かせる。
1（T：Trace）	関節は動かないが、筋収縮は出現する。
0（0：Zero）	筋収縮はまったく出現しない。

〈表 b：Brunnstrom 回復ステージの基本的な考え方〉

ステージ	内容
Stage Ⅰ	随意運動なし（弛緩性麻痺）
Stage Ⅱ	連合反応（健側の随意運動に伴って麻痺側が動く）の出現
Stage Ⅲ	共同運動（複数の関節が、分離されずに共同して動く）の出現
Stage Ⅳ	分離運動（それぞれの関節が、共同せずに分離されて動く）の出現
Stage Ⅴ	より明らかな分離運動の出現
Stage Ⅵ	より複雑な運動（全運動）が可能（ほぼ正常に近い）

下であれば、その関節の動きが重力の影響を受けないような肢位をとらせて、0〜2 のいずれであるかを診断する。

麻痺の評価スケールは、あまり存在しない。脳卒中後片麻痺の評価には、**Brunnstrom 回復ステージ**が頻用される（表 b）。これは**上肢、手指、下肢体幹**それぞれの動きを 6 段階で評価する。脊髄損傷による麻痺の評価は、米国脊髄損傷協会の診察シートを用いて MMT に基づいて行われる。軽微な上肢麻痺の診断方法として Barré 徴候、第 5 指徴候（上肢を前方に挙上して保持したときに、環指と小指の間隔が広がる）などがあり、軽微な下肢麻痺の診断方法として Mingazzini 徴候、Hoover 徴候（臥位で麻痺側の下肢を挙上させると、健側の踵の下に置いた検者の手に強い力が加わる）などがある。

●徒手筋力検査（MMT）：Manual Muscle Test

ポイント

1. 関節可動域（ROM）制限は、廃用症候群のひとつである。
2. ROM 制限の原因は、拘縮と強直に大別される。
3. ROM 制限が生ずる前に、予防的に ROM 訓練を開始するのがよい。

コツと注意点

　脳卒中や脊髄損傷で四肢の麻痺が生じると、四肢の自動運動が減少して ROM 制限が生じやすくなる。また、ギプス固定などによって関節運動が制限される場合にも ROM の制限が生じる。逆に、自動運動が可能な部位（実際に動かせる部位）には、ROM 制限は生じにくい。ROM 訓練は、患者自身がその関節を動かすわけではないので、患者にとっては「受動的な（受け身の）訓練」と位置付けることができる。

ちょっと詳しく！

　ROM とは、「**関節がとりうる最大限の運動範囲**」を指す。ROM は、関節を構成する筋肉、腱、靭帯、皮膚、骨などの状態によって決定される。ROM には、患者自身が自分で動かせる範囲を指す自動的 ROM と、外力によって（他者の力などによって）動かすことができる範囲を指す他動的 ROM とがある。臨床的には、他動的 ROM（のみ）を表記することが多い。

　ROM 制限は「関節の不動（動かさないこと）」を原因として発生するため、**廃用症候群のひとつ**と位置付けられる（preventable な病態である）。疾患（麻痺など）によって「関節を動かす能力

基礎知識

内科疾患

外科疾患

脳神経

整形・形成

小児

全科共通

〈表：主な関節運動の正常 ROM〉

関節部位	運動方向	正常 ROM（度）
肘関節	屈曲	0 ～ 145
	伸展	0 ～ 5
手関節	屈曲（掌屈）	0 ～ 90
	伸展（背屈）	0 ～ 70
股関節	屈曲	0 ～ 125
	伸展	0 ～ 15
膝関節	屈曲	0 ～ 130
	伸展	0
足関節	背屈	0 ～ 20
	底屈	0 ～ 45

が障害されて」発生する場合と、治療（ギプス固定など）によって「関節の動きを制限されて」発生する場合とがある。

ROM 制限は、「筋肉や結合組織などの軟部組織の変性・変形」を原因とする**拘縮（contracture）**と、「骨や軟骨の変性・変形」を原因とする**強直（ankylosis）**とに大別される。まずは拘縮が発生して、その状態が長期間続くと強直が合併してくる。拘縮の一部は ROM 訓練を行うことで改善（可動域の再拡大）が期待できるが、強直は「不可逆性」と考えてよい。

これらより、麻痺がある部位（動かせない関節）、動きが減ることが予測される部位（臥床時の下肢関節など）、治療として動きを制限されている部位については（それが発生してからではなく）ROM 制限が発生する前に予防的に ROM 訓練などのリハ訓練を行うのがよい。

実際の ROM の測定は、**ゴニオメーター**を用いて行う。表として、主な関節の ROM の正常値を示す。

10 歩行機能の評価

ポイント

1. 歩行機能の評価として、歩行速度、歩幅、歩調などを評価する。
2. 移動能力およびバランス能力の評価としては、TUG、FRT、BBS などがある。
3. 脳卒中後片麻痺ではぶん回し歩行が、不全脊髄損傷後の痙性対麻痺でははさみ足歩行がみられる。

コツと注意点

　歩行周期は、立脚期（足部が接地している期間）と遊脚期（足部が床から離れて空中にある期間）とに分けることができる。健常であれば左右いずれも立脚期が 60％、遊脚期が 40％を占めて、両脚支持期（両脚ともに接地している時期）が歩行周期中の 20％を占めることとなる。正常歩行では立脚期では踵から接地して、踵が離地した後に足趾が離地する。例えば、ぶん回し歩行では踵以外の部位で接地することとなり、歩行が非常に不安定になる。

ちょっと詳しく！

　歩行機能の評価としては、**歩行速度**、10m 歩行時間、10m 歩行歩数、歩幅、歩調（cadence）などを評価する。歩行速度は、一定の距離（多くは 10m）を普通の速さもしくは最大の速さで歩いたときの所要時間（10m 歩行時間）から算出する。歩行速度は健常であれば 50 歳代で約 1.3〜1.4m/秒、70 歳代で約 0.9〜1.2m/秒となる。10m 歩行歩数は、健常であれば 70 歳代で

88002-890 JCOPY

基礎知識
内科疾患
外科疾患
脳神経
整形・形成
小児
全科共通

16〜20歩程度となる。10m歩行歩数から歩幅（ステップ。片方の踵が接地した点から対側の踵が接地した点までの距離）が算出される（歩幅の標準は、0.7mである）。歩調は、1分間あたりの歩数として表される（歩調の標準は100〜120歩/分程度である）。歩行効率の指標として、生理的コスト指数（PCI）（歩行時心拍数と安静時心拍数の差を、歩行速度で除して算出する。値が大きいほど歩行効率が悪い）がある。ビデオカメラを用いた三次元歩行分析装置が開発されているが、一般臨床の場で用いられることはそれほど多くない。

移動能力およびバランス能力の評価としては、**TUG**（椅子から立ち上がり3m歩いて、ターンして椅子に座るまでの時間を測定する）、**FRT**（立位で挙上した上肢をできるだけ前に伸ばして、その移動距離を測定する）、**BBS**（14の動作からバランス機能を評価する）などが頻用される。

代表的な異常歩行としては、下肢伸展筋の痙縮を伴う脳卒中後片麻痺でみられる**ぶん回し歩行**（膝関節の伸展と足関節の底屈が生じるため、足部のクリアランスを確保するために代償的に下肢を股関節で大きく回して歩く）、不全脊髄損傷による痙性対麻痺でみられる**はさみ足歩行**（両側股関節が屈曲・内転・内旋して、両膝が擦りあって交差しながら歩く）、変形性股関節症などで股関節外転筋の筋力低下があるときにみられるTrendelenburg歩行（患側の立脚期に健側の骨盤が下降する）やDuchenne歩行（患側の立脚期に体幹が立脚側に側屈する）、腓骨神経麻痺でみられる鶏歩（前脛骨筋麻痺によって下垂足が生じるが、そのときに足尖が床に引っかからないように膝を高く上げて歩く）などがある。

- TUG：Timed Up and Go Test
- FRT：Functional Reach Test
- BBS：Berg Balance Scale
- 生理的コスト指数（PCI）：Physiological Cost Index

11 日常生活動作・手段的日常生活動作の評価

ポイント

1. 日常生活動作（ADL）とは、「すべての人が日常的に行う基本的な動作」である。
2. ADL の評価には、Barthel 指数（BI）や機能的自立度評価法（FIM）が頻用される。
3. 手段的日常生活動作（IADL）の必要度は、患者個々によって異なる。

コツと注意点

リハ医療・医学は、患者の症状（機能障害）のみに着目するのではなく、その症状によって生じている ADL・IADL 障害（国際生活機能分類〔ICF〕における「**活動制限**」）にも常に目を向けていく必要がある（ADL・IADL の改善がリハ医療のゴールとなることも少なくない）。よって、各患者については、原疾患による症状によって「いかなる ADL・IADL が、どの程度障害されているのか」を明確に評価・把握しておくのがよい。

ちょっと詳しく！

ADL とは、「**すべての人に共通して、日常的に毎日繰り返される基本的な身体動作**」を指す。具体的には、歩行、移乗、食事、整容、更衣、排泄、入浴などを指す。リハ医療においては、「ADL の自立（もしくは ADL に関する介助量の減少）」が治療ゴールになることが少なくない。リハ医療の現場では、「**できる ADL**（訓練時においては実施が可能なもの）」と「**している ADL**（実際に生活の中で行っている動作）」に分けて考えることがあるが、

基礎知識
内科疾患
外科疾患
脳神経
整形・形成
小児
全科共通

"できる ADL」を「している ADL」にしていくこと（両者の解離を小さくすること）が重要である。

IADL とは、日常生活において必要な「ADL よりも複雑で高次な動作」を指す。IADL には、料理、掃除、金銭管理、（携帯）電話の利用、パソコンの利用、公共交通機関の利用などが含まれる。ADL は事実上すべての人に共通するが、IADL は生活習慣や家族構成により、各項目の必要性が患者間で異なる。例えば、料理や掃除などをすべて行ってくれる妻と同居している男性患者においては、それらの動作を自ら自立して行う必要性は低い。また、今後に通勤再開の予定がある患者では、公共交通機関を介助なしで利用する必要性が生じる。

ADL の評価には、BI や FIM が頻用される（別項）。これらを用いることで ADL の自立度（必要とする介助の程度、活動制限の程度）を定量的に評価することができる。BI は 10 項目から構成され、それぞれが 2〜4 段階で評価される（0〜100 点。健常人は 100 点）。FIM は 13 の運動項目と 5 つの認知項目の計 18 項目から構成されており、それぞれの動作・活動について「それを遂行するためには、どれくらいの介助量が必要であるか？」を 7 段階で評価する（1〜7 点。1 点が全介助で、7 点が完全自立）。BI のほうが評価が容易であるが、FIM のほうがより細かい変化をとらえることができる。

IADL の評価スケールとして Lawton の IADL 評価表や Frenchay Activities Index があるが、実際にはこれらの使用は一般的ではなく、確立された IADL 評価法はないものと考えられる。

ADL・IADL 障害は、運動機能の障害を原因とすることが多いが、認知精神機能障害や視覚・聴覚障害を原因とすることもある（高度の認知症では麻痺がなくても ADL が障害される）。

● Barthel 指数（BI）：Barthel index
● 機能的自立度評価法（FIM）：Functional Independence Measure

12 物理療法

ポイント

1. 物理療法には、電気刺激療法、温熱療法、寒冷療法、水治療などが含まれる。
2. 低周波電気刺激は、筋力増強および筋量増加目的で用いられる。
3. 温熱療法の禁忌は急性炎症や出血病巣などであり、寒冷療法の禁忌は末梢循環障害などである。

コツと注意点

　物理療法は、主に理学療法において応用される（物理療法を理学療法の一部と位置付けることもある）。禁忌や注意事項に配慮して適切に用いれば、物理療法は安全にかつ低コストで症状の改善をもたらすことが期待される。実際のリハ医療の現場においては、物理療法はリハ科療法士によって直接に提供されることが多い。物理療法の対象疾患は、整形外科的疾患が多くを占める。

ちょっと詳しく！

　リハ医療で頻用される物理療法は、電気刺激療法、温熱療法、寒冷療法、水治療などである。
　電気刺激療法のうち**低周波電気刺激**は、筋力増強や筋量増加目的で用いられる。大腿四頭筋など対象筋に電極を貼付して、できるだけ強い刺激（患者が耐えられる最大レベルの刺激）を毎日10〜20分間与える（図）。禁忌はペースメーカー挿入後、深部静脈血栓症（DVT）の存在などである。
　温熱療法には、**ホットパック**やパラフィン浴による**表面加熱**

88002-890 JCOPY

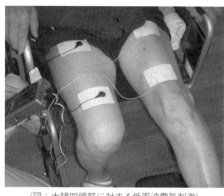

〈図：大腿四頭筋に対する低周波電気刺激〉

と、極超短波療法、超短波療法、超音波療法による**深部加熱**とがある。温熱療法によって組織の血流増加、代謝促進、軟部組織の伸展性改善、筋緊張の緩和、疼痛軽減などが期待される。ホットパックによる温熱療法の実施時間は、一般的に 20〜30 分間である。禁忌は急性炎症、出血病巣、感覚障害などである（感覚障害があると熱傷の危険性が高まる）。

アイスパックや冷水を用いた寒冷療法は、炎症の軽減、浮腫の抑制、疲労回復などをもたらす。よって、熱感、発赤、腫脹、疼痛などを伴う局所の急性炎症がもっともよい適応となる。禁忌は末梢循環障害(Raynaud 症状を含む)などである。過度の冷却は、凍傷につながる危険性に注意する。

水治療とは、水の浮力や抵抗を利用してさまざまな運動を行うというものであり、温水プール浴（関節や筋肉への荷重負荷を除いた状態で運動への抵抗が加えられる。温熱療法としての効果を期待できる）、渦流浴、気泡浴などとして行われる。

● 深部静脈血栓症（DVT）：deep venous thrombosis

基礎知識

内科疾患

外科疾患

脳神経

整形・形成

小児

全科共通

13 廃用症候群
（不動による合併症）

ポイント

1. 廃用症候群は、身体的な不動（不活動）を原因とする各臓器の機能障害である。
2. 下肢や体幹における廃用性の筋力低下および筋萎縮は比較的短時間で生じて、生活・活動レベルを低下させる。
3. 予防的にリハ訓練を行いその発生を予防することが重要である。

コツと注意点

　本邦の一般的な医学のテキストにおいては、廃用症候群が詳説されていることはほとんどない。しかしながら一般臨床の場においては、廃用症候群はきわめて頻繁に発生している。廃用症候群は病院に入院中の患者や施設に入所中の患者のみならず、在宅で生活している患者においても「身体的な不動（不活動）」を原因として発生しうる。廃用症候群として、同時に複数の臓器の機能が低下することも珍しくない。

ちょっと詳しく！

　廃用症候群（disuse syndrome）は一般臨床の場においては、きわめて高頻度に発生している病態である。身体の各臓器の機能は、それを使わないことによって間違いなく低下する。廃用症候群とは、**身体的な不動（不活動）を原因として、身体の各臓器の機能が低下した状態**を指す。表に主な廃用症候群の症状をまとめた。筋力低下や筋萎縮は**下肢体幹の抗重力筋**などに発生しやすく、1週間の安静臥床で 10%以上の筋力低下が生じるとの報告

88002-890 JCOPY

〈表：主な廃用症候群〉

臓器	内容
筋肉（骨格筋）	筋力低下、筋萎縮
骨・関節	（関節）拘縮、（関節）強直、変形性関節症、骨粗鬆症、易骨折性
心血管系	心収縮力低下（心筋萎縮）、心拍出量低下、起立性低血圧
呼吸器系	呼吸筋萎縮、無気肺
消化器系	便秘、吸収不全
脳神経系	認知機能低下、うつ症状、
その他	じょく瘡、浮腫

もある。安静臥床が長期的に続いた場合には、認知機能の低下や心肺持久力の低下も出現する。

廃用症候群については、まずは医療スタッフがその重要性（廃用症候群の発生が、患者の機能予後を著しく障害しうる）を認識しなければならない。実際の臨床場面では、廃用症候群が発生してからリハ訓練を開始するのではなく、それの発生を予防するためのリハ訓練をできるだけ早期から開始することが望ましい（廃用症候群が発生してからそれを元に戻すことは、廃用症候群の発生を予防することよりも困難である）。すなわち、廃用症候群は間違いなく（ある程度は）preventable な病態である。廃用症候群の発生を予防するための訓練は決して特殊なものではなく、通常の下肢筋力増強訓練や歩行訓練を予防的に行い患者の活動性を常に高めておくことが重要である。

在宅でなんらかの疾患（脳卒中、心不全、認知症など）に罹患しながら生活する患者においては、新たな疾患の発生を伴うことなくして身体機能が徐々に低下していくことが珍しくないが、その最大の原因は廃用症候群の発生である。よって、そのような患者に対しては、在宅で自主訓練を積極的に指導することで廃用症候群の発症予防を試みるのがよい。

ポイント

1. 医療施設における入院もしくは外来リハ訓練は、「20分間の、リハ科療法士との一対一訓練」を1単位とする。
2. 訓練1単位あたりの診療報酬点数は、対象疾患と施設基準によって異なる。
3. 回復期リハ病棟入院患者の場合、毎日9単位のリハ訓練を受けることができる。

コツと注意点

　現状では各疾患ごとにリハ訓練を提供できる期間の上限（標準的算定日数）が決まっている。実際には、リハ訓練の1セッションを2〜3単位としている（訓練を40〜60分間続ける）施設が多い。概して、**脳血管疾患等リハ**の診療報酬点数がもっとも高く設定されている。介護保険によるリハ訓練（訪問リハ、通所リハ）を受けている患者は、原則的に医療保険によるリハを同時に受けることはできない。

ちょっと詳しく！

　本邦の医療施設におけるリハ訓練は基本的に、入院訓練も外来訓練も**「20分間の、リハ科療法士との一対一訓練」**を**「1単位」**として考える。これは、理学療法士（PT）、作業療法士（OT）、言語聴覚士（ST）によるいずれの訓練にも該当する。
　医療施設におけるリハ訓練は、脳血管疾患等リハ、運動器リハ、廃用症候群リハ、心大血管疾患リハ、呼吸器リハ、難病リハ、障害児リハ、がんリハなどのカテゴリーに分けられる。ま

88002-890 **JCOPY**

基礎知識

内科疾患

外科疾患

脳神経

整形・形成

小児

全科共通

た、訓練室の面積や医師・療法士の勤務状況などによって施設基準が3段階（Ⅰ〜Ⅲ）に分けられる。リハ訓練1単位あたりの診療報酬点数は、これらリハ訓練のカテゴリー（対象疾患が何であるか）と施設基準によって異なる。例えば令和4年度診療報酬改定によると、もっとも充実した施設基準Ⅰの施設であれば、脳血管疾患等リハ1単位は245点、運動器リハ1単位は185点である。また、各カテゴリーごとに「**リハ訓練を提供できる上限日数（標準的算定日数）**」が設定されており、脳血管疾患等リハでは180日、運動器リハでは150日である。上限日数を超過した後は（非常に低頻度となるが）ひと月に13単位に限ってリハ訓練を行うことができる。ただし、失語症、高次脳機能障害、重度の頸髄損傷などの患者で、医師が「状態改善が見込める」と認めた場合は、上限日数を超えても13単位より多くのリハ訓練を行うことができる。

　原則的に、一般病棟では1日あたり最大で6単位のリハ訓練を提供できる。一方で、回復期リハ病棟入院患者に対しては、**1日に最大で9単位**（理学療法、作業療法、言語聴覚療法・嚥下療法を合わせて1日に3時間）の訓練提供が可能である。

　回復期リハ病棟においては、疾患カテゴリー別に「**入院上限日数**」が決められている。例えば、脳卒中であれば最長で150日間、高次脳機能障害を伴った重症脳卒中であれば最長で180日間、大腿骨・骨盤・脊椎などの骨折であれば最長で90日間回復期リハ病棟に入院できる。回復期リハ病棟の入院基本料は、看護体制、重症患者の比率、実績指数（入院中における機能的自立度評価法〔FIM〕の運動項目点数の1日あたりの増加度を示す）などから5段階（入院料1〜入院料5）に分けられている。もっとも診療報酬点数が高い入院料1を算定するには、看護師配置は13対1以上、重症患者の割合は4割以上、実績指数は40以上であることが求められる。

15 リハビリテーション処方

ポイント

1. リハ処方は、医師によるリハ科療法士への訓練指示であると同時に、治療方針の概略を示すものである。
2. 患者の状態が変化した場合には、リハ処方の内容修正が検討されるのがよい。
3. リハ訓練の禁忌や注意点が記載されることが望ましい。

コツと注意点

　リハ科療法士によるリハ訓練の提供は、医師によるリハ処方によって開始される（リハ処方なくして、リハ訓練が始まることはない）。各療法士は、リハ処方に記された指示に沿ってリハ訓練を進める。同時にリハ処方は、その患者に対するチームとしての治療方針の概略も示す。ただし、リハ処方は「医師による絶対的な命令」では決してないため、担当療法士はリハ処方の内容について医師と適宜で相談するのがよい（盲目的に従う必要はない）。

ちょっと詳しく！

　ひとりの患者に対して新たにリハ訓練（もしくは評価）が行われるとき、担当医師はリハ処方を行う。リハ科療法士はリハ処方の記載に基づいてリハ訓練（もしくは評価）を進めていく。ただし、実際にはリハ処方には（行うべきリハ訓練や評価の内容以外に）その患者の日常生活動作（ADL）レベルや環境状況も記載され、さらには「治療方針の概略」も示されるのがよい（リハ医療は患者の生活・活動や人生にまで言及する医療分野であるため、リハ処方もそこまで言及するのがよい）。リハ訓練を開始した後

88002-890 JCOPY

に患者の状態が変化すれば、リハ処方の内容も変更する（再処方する）べきである。訓練内容の詳細についてはリハ処方を済ませた後に療法士と直接に（口頭で）相談するのでもよいが、およその訓練・治療方針を「処方」として明確に示しておくことは重要である。

リハ処方に記載されるべきことは、以下のごとくである。

①主たる疾患（病名）、併存疾患、簡単な経過。

②主たる症状・障害（問題点）：リハ訓練のターゲットとなる症状・障害を明確にする。

③もともとの生活・活動レベル：発症・受傷前の移動能力（歩行機能など）や ADL 能力、認知機能（認知症症状の有無）、嚥下機能（誤嚥の有無）を確認しておく（これによって目指すべきゴールが変わってくる）。

④行うべきリハ訓練の内容：理学療法・作業療法・言語聴覚療法のそれぞれについて、行うべき訓練の概略を記載する。

⑤**リハ訓練のリスクとその対応**：リハ訓練を行うことで生じうる有害事象とその予防対策を記載する。いわゆる**リハ訓練の禁忌**（やってはいけないこと）も明記する。

⑥**リハ訓練のゴール**：短期的ゴール（今後 1〜2 週間で行うべきこと）と長期的ゴール（最終的にどこでどんな生活・活動を目指すのか）について記載する。

対象疾患が同一であっても、患者個々によってリハ処方の内容は異なるものとなる。すなわち、リハ処方は個々の患者にとって **taylor-made なもの**でなければならない。医師は病歴、問診、診察所見、検査所見などを確認して、患者の全体像を把握してからリハ処方を行う。医師が患者を実際に診ることなく（患者に直接に会うことなく）リハ処方を行うことは、極力避けるべきである。

リハ処方においてもっとも重要なことは、「（リハ処方を行う）医師の意図が、訓練を担当するリハ科療法士に正しく理解されること」である。

16 リハビリテーション訓練 のリスク管理

ポイント

1. リスク管理として、「訓練において行ってはいけないこと」と「訓練によって起きうる有害事象」を確認する。
2. 「期待される改善の可能性」が「起きうる有害事象の可能性」より大きければ、リハ訓練を行う。
3. 有害事象が起きないように、十分に予防対策を講じる。

コツと注意点

リハ訓練は「できないことを訓練する」わけであるから、有害事象発生のリスクはどうしても伴う（訓練をしなければリスクはゼロであるが、そうすると改善も得られない）。よって、有害事象が起きないように予防対策（もしくは、もしも有害事象が起きても損害を最小限にする対策）を講じることが重要である。リハ訓練に伴うアクシデント・インシデントとしては、**転倒（歩行訓練時）**と**誤嚥（嚥下訓練時）**が多い。

ちょっと詳しく！

ある患者に対してリハ訓練を行う場合にはリスク管理として、患者の全身状態を把握したうえで、「**訓練の禁忌（行ってはいけないこと）**」と「**訓練によって起きうる有害事象**」を確認する。そして「訓練によって期待できる改善（benefit）の可能性」が「起きうる有害事象（risk）の可能性」より大きいことを確認してから、リハ訓練を行うのがよい（ただし、有害事象の危険性を過剰に恐れて、リハ訓練の施行を控えすぎることは慎むべきである）。有害事象発生の危険性が高ければ、**十分なモニタリング**（不整脈が

88002-890 JCOPY

〈表：リハ訓練の施行を見送るべき状態〉

症状	見送り基準
意識	新たに意識障害が出現したとき、以前からあった意識障害が増悪したとき
血圧	安静時の収縮期血圧が 180～200mmHg を超えているとき、もしくは 70～90mmHg 未満のとき
脈拍	安静時の心拍数が 120 拍/分を超えているときもしくは 40 拍/分未満のとき、顕著な不整脈（心室性期外収縮の頻発など）がみられるとき、安静時に動悸があるとき
呼吸	安静時の呼吸数が 30～40 回/分を超えているとき、安静時の動脈血酸素飽和度が 90％未満のとき、安静時に呼吸困難や息切れがあるとき
頭痛	新たに頭痛が出現したとき、以前からあった頭痛が増悪したとき
胸痛	新たに胸痛が出現したとき（特に安静時）
めまい・悪心	新たにめまい・悪心が出現したとき

頻発する場合には心電図モニター装着、呼吸不全がある場合にはパルスオキシメーター装着など）を行いながらリハ訓練を進める。もしくは有害事象の内容に応じた予防対策（転倒の危険性が高ければ歩行時に介助する、誤嚥の危険性が高ければ吸引器を用意して嚥下訓練を行う）を講じる。「訓練の禁忌」と「訓練によって起きうる有害事象」については、リハ処方に明記することが望ましい。リハ訓練の施行を見送るべき状態を表として示す。

　リハ科医師の重要な仕事のひとつは、**「患者を、安全に苦痛なくリハ訓練が受けられる状態にする」**ことである。よって、局所の症状が強い場合（術部の疼痛など）や全身状態に問題がある場合（感染症による発熱、心不全による低酸素血症など）には、リハ科医師は可能な限りそれらを改善させるように対処する。

　患者の安静度（どれくらい離床させてもよいか？）や行う訓練強度（どれくらいの運動負荷を与えてもよいか？）については、医師の指示を療法士が確認しながら徐々にその内容を変えていくこととなる（機能回復に伴って、これらリハ訓練の制限は徐々に緩くなっていく）。

基礎知識
内科疾患
外科疾患
脳神経
整形・形成
小児
全科共通

17 介護保険制度

ポイント

1. 介護保険サービスを利用するためには、まずは要介護認定の申請を行う。
2. 要介護度によって、1ヵ月あたりに利用できる介護保険サービスの量（限度額）が異なる。
3. 介護保険サービスは、ケアマネージャーが作成するケアプランに基づいて提供される。

コツと注意点

　なんらかの障害を抱えた人（加齢による身体機能の低下を含む）が在宅で生活を続ける場合、介護保険サービスを利用することが推奨される。要介護認定を申請してから認定されるまで（要介護度が決定されるまで）は約1ヵ月間を要するため、特に脳卒中などの急性疾患を発症した場合には迅速に認定申請を行うのがよい。すでに介護認定されていた人が新たな疾患に罹患して身体機能がさらに低下した場合は、**区分変更（要介護度を変更する）申請**を行う。

ちょっと詳しく！

　介護保険制度とは「介護が必要な在宅生活患者に、少ない経済的負担で介護サービスを提供する制度」であり、本邦では2000年に創設された。介護保険の財源は公費が50％（国25％、都道府県12.5％、市町村12.5％）、保険料（被保険者から徴取される）が50％とされている。

　介護保険のサービスを受けることができるのは、① 65歳以上

88002-890 JCOPY

の全員（**第1号被保険者**）と、②特定疾病（脳血管疾患、パーキンソン病〔PD〕、脊髄小脳変性症〔SCD〕、筋萎縮性側索硬化症〔ALS〕、関節リウマチ〔RA〕、慢性閉塞性肺疾患〔COPD〕、初老期における認知症、骨折を伴う骨粗鬆症、脊柱管狭窄症、回復の見込みがないがんなど）に罹患した40〜64歳の患者（**第2号被保険者**）である。介護保険制度は、（保険加入者が払う）保険料と税金で運営されており、介護保険サービスを利用する患者の自己負担は1割（一定以上の所得がある場合は2〜3割）である。

サービスを利用するためには、まずは市区町村の介護保険担当窓口に「**要介護認定の申請**」を行う。そうすると**訪問調査**（市区町村の職員などが患者を訪問して調査する）と**主治医意見書**の記載（主治医が患者の病状や必要な介護を報告する）が行われ、その結果によって要介護度が決定される。要介護度は非該当、要支援1〜2、要介護1〜5の8段階に分類される（もっとも重症の場合は、要介護5となる）。要介護度が高くなるほど「（患者が利用する）介護保険サービスの費用負担の限度額」が大きくなる。例えば自己負担が1割の場合、要介護1では毎月約17万円分のサービスを自己負担約17,000円で利用できるが、要介護5では毎月約36万円分のサービスを自己負担約36,000円で利用できることとなる。

要介護認定（要支援1〜要介護5）された場合に利用できる介護保険サービスは、①訪問サービス、②通所サービス、③施設サービス、④地域密着型サービス、⑤福祉用具のサービス、⑥住宅改修のサービスとに大別される（別項）。

要介護認定が出て介護保険サービスを受けることになれば、担当**ケアマネージャー（介護支援専門員）**を決定する。そして、ケアマネージャーが作成する「**ケアプラン**（どの介護保険サービスをどれくらい受けるかについての計画書）」に基づいてサービスが提供される。ケアプランの作成においては、患者本人およびその家族の希望が最大限に優先されるべきである。

18 障害者手帳

ポイント

1. 障害者手帳には、身体障害者手帳、療育手帳、精神障害者保険福祉手帳がある。
2. 身体障害者手帳には、肢体不自由、視覚障害、聴覚障害、音声・言語・咀嚼機能障害などがある。
3. 障害者手帳を取得することで、医療費の助成、介護や訓練の給付、補装具購入費の助成などが受けられる。

コツと注意点

　障害者手帳を取得することは「障害者として認定される」ことにほかならないため、あえてこれの取得を拒否する患者もいる。しかしながら、これを取得することで生活上のさまざまな負担が軽減することは間違いない。障害者手帳取得によって受けられるサービス・支援・助成にはさまざまなものがあるが「患者の経済的負担を直接的に軽減させるもの」が多く含まれている（これは、介護保険サービスとの大きな違いである）。

ちょっと詳しく！

　なんらかの障害をもって生活していく患者は、可能であれば障害者手帳を取得して、それによるサービス・支援・助成を受けることで日常生活・社会活動・人生の質（QOL）を向上させることが期待される。障害者手帳には、**身体障害者手帳**、**療育手帳**（知的障害が対象。東京都では「愛の手帳」と称されている）、**精神障害者保険福祉手帳**（統合失調症、うつ病、てんかん、高次脳機能障害などの精神障害が対象）の３種類がある。さらに、身

体障害者手帳は、**肢体不自由（1〜7級）**、視覚障害（1〜6級）、聴覚障害（2〜4級、6級）、平衡機能障害（3級、5級）、音声・言語・咀嚼機能障害（3〜4級）、心臓機能障害（1級、3級、4級）、呼吸器機能障害（1級、3級、4級）などがある。

　身体障害者手帳の申請に際しては、**身体障害者福祉法第15条に基づく指定医**による診断・意見書が必要となる（指定医でなければ、この診断・意見書は書けない）。身体障害者手帳の申請は「症状が安定した時期（さらなる回復の可能性が乏しくなった時期）」に行われるのがよい。例えば、脳卒中であれば発症後6ヵ月間以上が経過した時点で、脊髄損傷であれば発症後3ヵ月間以上が経過した時点で申請をするのが一般的である。

　障害者手帳を取得することで、①**医療費の助成**（健康保険証を使った医療費の自己負担金の一部もしくは全額負担など）、②障害福祉サービスの給付（介護や訓練の給付）、③物品購入および環境調整の費用助成（車椅子などの補装具購入費や、ベッドなどの日常生活用具の給付または貸与など）、④交通料金の割引・助成（自家用車燃料費の助成やバス・JR運賃の割引）、⑤税金の助成（所得税、市区町村民税・都道府県民税の控除など）、⑥障害者雇用、⑦その他（NHK放送受信料の減免、公共施設への入場料割引、駐車禁止除外指定など）、などさまざまなサービスを利用することができる。

　障害者手帳によって受けられるサービスなどの一部は、介護保険サービスと重複する。要介護認定が済んでおり障害者手帳も取得している場合には、介護保険の利用を優先する。脳卒中や頭部外傷によって高次脳機能障害をきたした場合には、**「器質性精神障害」**として精神障害者保健福祉手帳を申請することができる。例えば、記憶障害が主体となる場合には「器質性健忘症候群（ICDコード：F04）」として、注意障害や遂行機能障害が主体となる場合には「他の器質性精神障害（ICDコード：F06）」として申請する。

19 就労支援

コツと注意点

就労支援は、国際生活機能分類（ICF）に則ると「参加（社会活動を行うこと）」を促進させる介入のひとつである。就労を目的としたリハ訓練は「**職業リハ**」と総称される。「**患者が適当な雇用に就き、それを継続させること**」を目的とする職業リハには、職業評価（患者の能力評価）、職業指導（いかなる仕事を行うべきかのアドバイス）、職業訓練（その仕事を行うための訓練）、職業紹介（患者に適した職場の紹介）などが含まれる。

ちょっと詳しく！

就労（復職）を検討する際には、まずは患者の身体機能および認知精神機能を正確に評価する。次いで、職場で必要とされる能力を確認して、最終的に「職場での業務遂行に必要な身体・認知精神能力が、その時点で患者に備わっているか否か」を判定する。一般的に就労する際に必要な能力は「**就労準備性**（表）」と称され、これが備わっていないと就労は困難（もしくは就労してからの業務遂行が困難）と予測される。

88002-890 JCOPY

基礎知識
内科疾患
外科疾患
脳神経
整形・形成
小児
全科共通

〈表：就労準備性〉

1.	日常生活が自立している。
2.	病状が安定している。
3.	働きたいという強い意志がある。
4.	生活のリズムが整っている。
5.	5〜6時間の作業と通勤を1週間継続できる体力がある。
6.	公共交通機関をひとりで安全に利用できる（通勤できる）。
7.	自らの障害を正しく理解している（病識がある）。
8.	障害を補いながら仕事ができる（代償能力がある）。
9.	感情のコントロールができる。

（一般社団法人　日本リハビリテーション医学教育推進機構・公益社団法人　日本リハビリテーション医学会　監：リハビリテーション医学・医療コアテキスト　第2版．医学書院，pp120，2022より転載）

　現時点では就労が不可能であるが将来的に就労を目指したい場合には、職業リハを行う。職業リハは、ハローワーク（公共職業安定所）、地域障害者職業センター、障害者就業・生活支援センター、職業能力開発校、就労移行支援事業所、就労継続支援事業所で行われる。

　障害者の雇用に関する法律として、障害者基本法と障害者雇用促進法がある。これらの法律は「**ノーマライゼーション**（障害者も健常者と同様の生活・活動ができるように支援すべきとの考え方）」を具現化するための方策のひとつであり、企業における障害者雇用を促している。特に**障害者雇用促進法**は、授業員に占める障害者の割合を**法定雇用率**（2022年11月現在、民間企業では2.3%、国・地方公共団体などでは2.6%）以上にする義務を企業に課している。

　実際に就労する際には、リハ科医師が就労先の担当者（産業医）と十分な情報交換を行うことが望ましい。「元の職場に戻る予定ではあるものの、以前のごとくの業務は遂行困難である」と判断された場合には、配置転換もしくは部署変更の可能性を検討するのがよい。

20 急性心筋梗塞

ポイント

1. 血清 CK 値がピークを過ぎたら、離床訓練を端坐位保持から開始する。
2. 胸部症状の再発がないことを確認しながら、徐々に運動負荷を高めていく。
3. 心電図モニターで不整脈出現の有無を監視しながら、リハ訓練を進めていく。

コツと注意点

　急性心筋梗塞（AMI）に対してリハ訓練を行う目的は、心臓への負荷を徐々に増しながら、心合併症と廃用症候群の発生を予防して日常生活動作（ADL）レベルを高めていくことである。退院してからも自主訓練としてのリハ訓練を継続することで、患者のADL・人生の質（QOL）のレベルが長期的に高いレベルに維持され、生命予後も改善する（リハ訓練によって、再入院率と心血管死亡率が低下する）。

ちょっと詳しく！

　AMI は、冠動脈の高度狭窄もしくは閉塞によって心筋が局所的に壊死する疾患である。多くの場合では突然の前胸部痛で発症し、血清 CK 値やトロポニン T 値の異常高値を伴う。12 誘導心電図では、特徴的な ST 上昇や異常 Q 波などが経時的に出現してくる。心臓エコー検査で心室の壁運動異常部位を確認することで梗塞部位が診断され、冠動脈造影によって発症の原因となった冠動脈病変を診断できる。治療としてはステント留置術などの経皮

〈表：ステージアップの判定基準〉

1.	心電図上で ST 低下、または ST 上昇がない。
2.	新たな不整脈が出現しない。
3.	心拍数が 120 拍/分以上に、または 40 拍/分以下にならない。
4.	収縮期血圧が 20 mmHg 以上上昇しない、または 10mmHg 以上低下しない。
5.	胸痛、動悸、呼吸困難、めまいなどの自覚症状が出現しない。

＊運動療法が禁忌となるのは、ショック状態、コントロールできない心不全もしくは不整脈、右室梗塞に合併した高度房室ブロック、心破裂のリスクが高い場合などである。

基礎知識

内科疾患

外科疾患

脳神経

整形・形成

小児

全科共通

的冠動脈インターベンション（PCI）が行われる。

　AMI 発症後 1〜2 日間はベッド上安静とするが、血行動態が安定して血清 CK 値がピークを過ぎたら、離床訓練を開始する。離床訓練は表として示す**ステージアップの判定基準**を確認しながら、坐位保持訓練（発症翌日）、立位保持訓練（発症翌々日）、歩行訓練へと進め、徐々に歩行距離を延長していく。AMI の発症直後は心室頻拍、心室細動などの致死的不整脈の合併が少なくないため、**心電図モニター**を装着したうえでリハ訓練を進めるのがよい。発症前に歩行障害がなかった患者では、入院中に 200〜500m の独歩が可能になること、シャワーや入浴で胸部症状が出現しないようになること、3〜4 代謝当量(METs)の運動負荷（平地を歩く〜自転車に乗る）に耐えられるようになることを目指してリハ訓練を進める。

　退院後も、中等度強度での有酸素運動と低強度のレジスタンス運動を継続していくのがよい。さらには包括的な介入として、禁煙指導、高血圧治療など**冠危険因子の是正**、ストレス管理（生活習慣の改善）なども進めて再発を予防する。

● 急性心筋梗塞（AMI）：acute myocardial infarction
● 経皮的冠動脈インターベンション（PCI）：percutaneous coronary intervention
● 代謝当量（METs）：metabolic equivalents

21 慢性心不全

ポイント

1. 運動療法によって末梢身体機能（骨格筋機能、血液循環など）が改善することで、運動耐容能が向上する。
2. 運動療法を行うことで、生命予後の改善も期待できる。
3. 自主訓練として、中等度の有酸素運動と低強度の筋力増強訓練を指導する。

コツと注意点

　慢性心不全に対して運動療法を行うと、運動耐容能が向上する。しかしながら、運動療法によって心機能が劇的に改善することはほとんどない。つまり、運動療法による運動耐容能向上は、主に骨格筋や血液循環などの**末梢身体機能**の改善によっている。慢性心不全に対する運動療法は自主訓練が中心となるが、外来通院を継続させて、適宜で訓練の施行状況を監視していくのがよい（自主訓練の遂行率を高めるようにする）。

ちょっと詳しく！

　慢性心不全は陳旧性心筋梗塞、心臓弁膜症、心房細動、心筋症、高血圧性心疾患（左室肥大）などを原因とする。臨床症状としては呼吸困難、息切れ、頻呼吸、起坐呼吸などがみられ、**ニューヨーク心臓協会（NYHA）分類**（Ⅰ～Ⅳ度。Ⅳ度が最重症）で重症度を評価する。胸部X線検査（心胸郭比の増大）、心臓エコー検査、血中BNP濃度高値などから診断を確定できる。内科的治療として、利尿剤や血管拡張剤が投与される。

　慢性心不全に対する運動療法の有用性については、すでに多く

88002-890 JCOPY

のエビデンスが存在している。慢性心不全患者に対する運動療法の効果としては、左室機能の軽度改善、末梢骨格筋代謝の改善、末梢血管拡張反応の改善、交感神経系の活性抑制、心肺持久力の改善、人生の質（QOL）の改善、心不全による入院の減少、**総死亡率の低下**などが報告されている。一般的にリハ医療というものは患者の機能障害（症状）・日常生活動作（ADL）・QOL を改善するものと期待されているが、慢性心不全に対するリハ医療（運動療法）は、これら一般的なリハ訓練の効果に加えて、特記すべきこととして**生命予後の改善にも寄与する**こととなる。

　運動療法は、自主訓練として週に 3〜5 回程度の、**中等度の有酸素運動と筋力増強訓練**の両者が勧められる。中等度の有酸素運動とは、「**Borg 指数（自覚的な運動強度を示す）が 11〜13 レベル（楽である〜ややきつい）**」、「Karvonen 法で算出される適正心拍数」、「最大心拍数の 50〜70％レベル」、「**嫌気性代謝閾値レベル**」、「最高酸素摂取量の 40〜60％レベル」で行われるものを指す。嫌気性代謝閾値や最高酸素摂取量は、**心肺運動負荷試験（CPX）（呼気ガス分析）**で測定することができる。ウォーキングや自転車エルゴメーター訓練を行うのがよい（心不全患者には、ジョギングや水泳はあまり推奨されない）。筋力増強訓練（レジスタンス運動）は、低〜中強度負荷の反復筋力増強訓練を行う。理想的には、個々の患者それぞれについて CPX で嫌気性代謝閾値や最大酸素摂取量を測定し、それに基づいて有酸素運動を処方する（有酸素運動の最適強度を決定する）。

　運動療法が禁忌となるのは、心不全症状の増悪時、重度の左室流出路狭窄、運動誘発性重症不整脈などである。欧米諸国と比較すると本邦では、慢性心不全に対する運動療法の提供が決して十分ではないと報告されている。

● ニューヨーク心臓協会（NYHA）：New York Heart Association
● 心肺運動負荷試験（CPX）：cardiopulmonary exercise test

22 閉塞性動脈硬化症

ポイント

1. Fontaine 分類 I 〜 II 度の患者では、リハ訓練の施行によって症状の改善が期待できる。
2. 自主訓練として、有酸素運動と下肢の筋力増強訓練を指導する。
3. バイパス手術もしくはカテーテル治療後の患者には、治療後早期から訓練を行う。

コツと注意点

　間欠性跛行は閉塞性動脈硬化症（ASO）の主症状のひとつであるが、これは腰部脊柱管狭窄症でもみられる。ASO が原因の間欠性跛行は歩行訓練によって（歩行量を増やすことで）改善が期待できる。しかしながら、腰部脊柱管狭窄症による間欠性跛行であれば、歩行訓練を行ってもあまり症状は変わらない（改善しない）。よって、間欠性跛行をみたときには、その原因疾患を正しく診断することが重要である。

ちょっと詳しく！

　ASO は、動脈硬化によって四肢（特に下肢）の動脈が徐々に狭窄・閉塞する疾患であり、末梢動脈疾患 (PAD) とも称される。症状は、Fontaine 分類に示されるごとく、冷感やしびれ、間欠性跛行（一定の距離を歩くと下肢の痛みが出現して歩行を継続できなくなる。しかしながら休息をとると再び歩行が可能となる)、安静時疼痛、皮膚潰瘍や壊疽が順に出現してくる。足関節上腕血圧比（ABI）が 0.9 以下のときに ASO の可能性が強く示唆され、

下肢 MRA や下肢血管造影によって診断が確定される。軽症例は抗血小板剤の投与で対処されるが、症状が強くなれば（Fontaine 分類 III 度以上）、バイパス手術もしくはカテーテル治療（バルーン拡張術、ステント留置術）が施行される。重症虚血肢の状態が放置された場合には、切断術が必要となることもある。

Fontaine 分類 I ～ II 度の患者に対しては、自主訓練として**有酸素運動と下肢の筋力増強訓練**を指導する。トレッドミル歩行訓練などの有酸素運動によって、末梢循環の改善や末梢における酸素利用効率の高まりが生じて、結果的に下肢の虚血症状が改善する（しびれが軽減する、連続歩行距離が延長する）。歩行訓練においては、2.4～3.2km/時の歩行速度で、徐々に連続歩行距離を延長していくようにする。歩行訓練は、最低でも週に 3 回で 12 週間は継続するのがよい。ASO 患者では生活上における歩行距離が減少するため、結果として下肢の筋力も減少していることが多い。よって、下肢の筋力増強訓練を行うことで歩行機能が改善する可能性もある。末梢循環の障害によって蜂窩織炎や皮膚潰瘍が生じやすくなるため、**スキンケア**（皮膚の観察と清潔維持）も徹底するのがよい。時期を逸することなく（Fontaine 分類 I ～ II 度のうちに）リハ訓練を励行すれば、外科的治療を回避することも可能である。

バイパス手術後もしくはカテーテル治療後の患者については、治療後早期から下肢の関節可動域（ROM）訓練、筋力増強訓練、立位歩行訓練を進めていく（治療後早期のリハ訓練施行によって、末梢血流が増悪する危険性は低い）。

● 閉塞性動脈硬化症（ASO）：arteriosclerosis obliterans
● 末梢動脈疾患（PAD）：peripheral arterial disease
● 足関節上腕血圧比（ABI）：ankle brachial pressure index

基礎知識
内科疾患
外科疾患
脳神経
整形・形成
小児
全科共通

23 誤嚥性肺炎

コツと注意点

　誤嚥性肺炎の起炎菌は、多くの場合（約90%）では口腔内常在菌である。よって、**口腔ケア**を徹底して行い口腔内常在菌を除去しておけば、残存する嚥下障害によって唾液などを誤嚥したとしても、肺炎の発生が少なくなる。高齢者の場合、問診では「むせることはない（顕性誤嚥はない）」と患者が答えても、不顕性誤嚥（咳を伴わない少量の唾液の誤嚥など）が生じている可能性は否定できない。

ちょっと詳しく！

　誤嚥性肺炎は、高齢者の肺炎の大部分を占める（70歳代では全肺炎の約70%を、80歳代では約85%を誤嚥性肺炎が占める）。誤嚥性肺炎の発症は、口腔内容物の気道内への誤嚥と咳反射の低下による誤嚥物の喀出困難が原因となる。起因菌は Oral Streptococcus、Peptostreptococcus、Prevotella、Fusobacterium などの**口腔内常在菌**が大半を占める。一般的に発熱、膿性痰、呼吸困難、動脈血酸素飽和度低下などで発症するが、高齢者の場合はなんとなく元気がない、食欲がないといった症状が目立つこともある。胸部 X 線や胸部 CT では、典型的には下肺野に炎症病巣が出現する。治療としては、タゾバクタム・ピ

88002-890 JCOPY

ペラシリン、カルバペネム系薬、第4世代セフェム系薬などの
抗生剤投与を行う。

　誤嚥性肺炎が疑われた場合（肺炎の原因として誤嚥が示唆され
る場合）には、**嚥下障害の評価**を行う。反復唾液嚥下テストなど
のスクリーニング検査を行った後に、嚥下内視鏡（VE）もしく
は嚥下造影（VF）で嚥下障害の有無とその程度を評価する。そ
の後に、**間接嚥下訓練**から**直接嚥下訓練（段階的摂取訓練）**へと
進めていく。直接嚥下訓練の最終的な目標は「誤嚥性肺炎の発症
前には食べることができた食物を、安全に十分量摂取できるよう
になること」である。

　急性期には、**排痰訓練**、**体位ドレナージ**（体位を変化させるこ
とで、重力で痰を排出させる）、徒手的呼吸介助（患者の胸郭を
圧迫して呼気を促す）、徒手的咳嗽介助（患者の咳嗽に合わせて
胸郭を圧迫する）、機械を用いた咳嗽介助（吸気に気道に陽圧を
かけて、呼気に陰圧をかけることで咳嗽を強める）、胸郭スト
レッチなどの**呼吸訓練**を行う。

　誤嚥性肺炎の患者は高齢者が多く、発症以前から下肢体幹の筋
力が弱っており、発症後の安静加療によってそれがさらに増悪す
る可能性がある。よって、急性期からベッド上で下肢体幹の筋力
増強訓練を始めると同時に、できるだけ**早期の離床**を試みるのが
よい（過剰な安静を避けるべきである）。実際には（それまでは
歩けたものの）誤嚥性肺炎の発症後に、その治療中に廃用性筋萎
縮が生じて歩行ができなくなる高齢者も少なからず存在する。

　誤嚥性肺炎を繰り返す場合や嚥下障害が重度と判定された場合
には、低栄養状態となる前に経鼻胃管もしくは胃瘻による経管栄
養の導入を検討する。

● 嚥下内視鏡（VE）：videoendoscopic examination of swallowing
● 嚥下造影（VF）：videofluoroscopic examination of swallowing

基礎知識

内科疾患

外科疾患

脳神経

整形・形成

小児

全科共通

24 慢性閉塞性肺疾患

ポイント

1. 慢性閉塞性肺疾患（COPD）に対しては、薬物療法と並行してリハ訓練を行う。
2. リハ訓練として、呼吸訓練、心肺持久力訓練、下肢体幹の筋力増強訓練などを行う。
3. 呼吸困難を軽減させるために、生活動作の工夫を指導するのがよい。

コツと注意点

低酸素血症を呈する COPD では酸素投与を行うが、二酸化炭素が蓄積する（CO_2 ナルコーシスになる）傾向があるため酸素投与量は最小限に控える。動脈血酸素飽和度が 90％未満となれば経鼻カニューレによる酸素投与を 1.0L/分から開始して、飽和度が 90〜95％に維持されるようにする。実際に二酸化炭素が貯まっているか否かは、動脈血液ガス分析を行うことでしか判定できない。

ちょっと詳しく！

COPD は、炎症性の末梢気道閉塞と肺の過膨張（気腫性変化）を主たる病変とする慢性肺疾患である（従来の慢性気管支炎と肺気腫に該当する）。喫煙が強力な危険因子である。慢性的に持続する咳・痰と労作時呼吸困難が主症状であり、スパイロメトリーでは 1 秒率の低下（閉塞性換気障害。70％未満）がみられる。その重症度評価としては、1 秒率に基づいた GOLD による病期分類が頻用される。

88002-890 JCOPY

基礎知識

内科疾患

外科疾患

脳神経

整形・形成

小児

全科共通

COPD に対しては、患者教育、薬物治療、酸素療法、リハ訓練などを包括的に行っていく。患者教育としては**禁煙指導**と**ワクチン接種**（肺炎球菌ワクチンなど）の推奨が重要である。薬物治療としては気管支拡張を目的として抗コリン薬やβ_2刺激薬などを投与する。低酸素血症がみられる場合には、酸素療法も導入する（**在宅酸素療法**として導入することが多い）。

リハ訓練としては、呼吸訓練、心肺持久力訓練、下肢体幹の筋力増強訓練が中心となる。呼吸訓練としては、**口すぼめ呼吸の訓練**（気道内圧が上昇するために肺の虚脱を予防することができ、呼気も十分に行えるようになる）、**腹式呼吸訓練**（吸気筋である横隔膜の動きを高めることで、胸式呼吸を補助させる）、リラクセーション（頚部や肩の呼吸補助筋を弛緩させることで呼吸困難を改善させる）、胸郭可動域訓練（徒手的に胸郭を拡張させる、呼吸筋ストレッチ体操）、排痰訓練（咳嗽訓練、息を強く吐く訓練であるハフィング、呼気時に胸郭を圧迫するスクイージング）などを行う。

心肺持久力訓練としては、ウォーキング、自転車エルゴメーター訓練、トレッドミル訓練などが勧められる。筋力増強訓練の強度は、患者の状態に合わせて決定するのがよい。

生活動作の工夫として、体幹の前屈を避ける（横隔膜や腹筋群の動きが制限される）、上肢の挙上を避ける（呼吸補助筋の動きが制限される）、重い物を持ち上げるなど息止めをする動作を避けるように指導する。

COPD に対するリハ訓練についてはすでに多くのエビデンスがあり、リハ訓練を行うことで呼吸困難の軽減、運動耐容能の改善、人生の質（QOL）の改善、うつや不安症状の改善、COPD増悪による入院回数の減少などが期待される。

● 慢性閉塞性肺疾患（COPD）：chorinic obstructive pulmonary disease

25 新型コロナウイルス感染症

ポイント

1. 人工呼吸器管理を要する患者では、呼吸訓練を行う。
2. 高齢患者の場合、長期の入院治療もしくは自宅療養により廃用症候群（不動による合併症）が発生する。
3. リハ科療法士は、徹底した感染対策を講じたうえでリハ訓練を提供する。

コツと注意点

　新型コロナウイルス感染症（COVID-19）の流行下においては、少なからずの高齢者がその感染を恐れて外出を控えるようになっている。そのような場合、おのずと活動量が減少して身体機能の低下（全身体力の低下、歩行能力の低下、サルコペニアの発症など）が進む。よって、COVID-19 の流行が続くなかで在宅で生活する高齢者に対しては、身体機能を維持するための自主訓練を積極的に指導するのがよい。

ちょっと詳しく！

　COVID-19 は、2019 年 12 月に中国の武漢市で最初の患者が報告され、その後に全世界的なアウトブレイクが起こり、未だにそのパンデミック状態は終焉していない。飛沫感染と接触感染が主たる伝播経路と報告されていたが、最近では空気感染でも伝播すると考えられている。発熱、咽頭痛、倦怠感が出現した後に徐々に回復する患者が多いが、一部の患者では肺炎を合併して重症呼吸不全にまで至る。

　呼吸不全を合併して人工呼吸器管理が必要となった患者については、通常の重症呼吸不全と同様に、排痰訓練や胸郭ストレッチ

《表：リハ科療法士が徹底すべき感染対策》

- 療法士は、訓練中に個人用防護具（キャップ、ガウン、手袋、ゴーグル、N95 マスクなど）を必ず使用する。
- 訓練中は、患者自身にもサージカルマスクを装着させる。
- 療法士は、患者の側方もしくは後方から訓練・介助・補助を提供する（患者の正面には立たないようにする）。
- 排痰訓練やハフィングなどの呼吸訓練、咳嗽が生じる嚥下訓練などエアロゾルが発生する訓練は、極力避ける。
- 高強度の有酸素運動など呼吸回数が増える訓練は避ける（患者のマスク装着が困難となるため）。
- 患者との会話は、必要最小限にする。
- 訓練を行う病室の換気をよくする。

訓練を行う。**腹臥位療法**（腹側肺の過膨張と背側肺の無気肺を予防して換気を均一化することで、肺障害を予防する）を試みることもある。

比較的全身状態が良好（肺炎や呼吸不全を合併しておらず、酸素投与が不要）な入院患者については、入院中の安静による廃用症候群（不動による合併症）の発生を予防するためのリハ訓練を行う。高齢者の場合、呼吸状態が安定していても長期入院や自宅隔離による活動量の低下から、急速に**下肢体幹の筋力低下・筋萎縮**が進行することがあるので注意を要する。認知機能が障害されていない患者であれば（リハ科療法士の感染リスクを下げるためにも）自主訓練を指導して、それを毎日病室で励行させるとよい。嚥下障害がある場合は嚥下訓練も行うが、嚥下障害は COVID-19 発症の危険因子ではない。

COVID-19 患者に対してリハ訓練を提供するリハ科療法士は、患者との接点が濃厚となる（至近距離で患者の歩行や移乗を介助する）。よって、リハ科療法士は表のごとくの感染対策を徹底することが望ましい。

● 新型コロナウイルス感染症（COVID-19）：coronavirus infectious disease, emerged in 2019

26 慢性腎臓病

ポイント

1. 運動療法を行うことで、生活・活動レベルや人生の質（QOL）の改善、死亡率の低下が期待できる。
2. 運動療法として、中等度の有酸素運動と筋力増強訓練などの自主訓練を指導する。
3. 血液透析中に、ベッド上でリハ訓練を行うのもよい。

コツと注意点

　慢性腎臓病（CKD）については、以前は「腎機能を悪化させないためには、安静が重要である」と考えられていた。しかしながら、近年における運動療法のエビデンス蓄積によって、現在では**運動療法では腎機能は悪化しない**（むしろ改善する、透析導入を防止できる)」、「運動療法を行うことで、CKD に合併する心血管疾患やサルコペニア・フレイルの発症を予防できる」、「運動療法によって透析効率が高まる」というコンセプトが一般的になっている。

ちょっと詳しく！

　CKD は、糸球体ろ過量（GFR）60mL/分/1.73m^2 未満（CKD の GFR ステージ 3〜5)が 3ヵ月間以上持続している状態を指す。CKD の原因としては、糖尿病性腎症、（長期間持続した高血圧による）腎硬化症、慢性糸球体腎炎、嚢胞腎などがある。

　CKD に対する運動療法の有用性については、すでに多くのエビデンスが報告されている。CKD 患者に運動療法を行うことで、心肺持久力の増加、貧血の改善、生活・活動レベルの改善、

88002-890 **JCOPY**

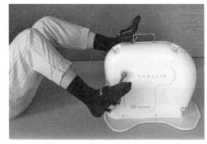

〈図：ベッド上訓練で用いるエルゴメーター装置〉

QOL の改善、透析効率の向上（透析患者の場合）、**死亡率の低下**が期待できることが確認されている。

　運動療法としては、週に 3〜5 回程度の**中等度の有酸素運動と筋力増強訓練**が推奨される。有酸素運動の強度は Borg 指数（6〜20 点の 15 点法）11〜13 点レベルとして、ウォーキングやジョギングを勧める。筋力増強訓練としては、下肢体幹の大筋群を強化する訓練を行う（CKD 患者では、サルコペニア合併の頻度が少なくない）。透析施行日には、透析前に運動療法を行う（透析後は、疲労感が出現したり血圧が不安定になったりする）。

　CKD に対しては食事療法も重要であり、特にステージ 3 以上では高エネルギー・低蛋白食を摂取することが望ましい（エネルギー摂取が不十分であると、体蛋白の分解が起こって摂取蛋白制限の意義が薄れる）。

　最近では、**血液透析中におけるベッド上リハ訓練**が試みられている。血液透析は通常は 1 セッションあたり 3〜4 時間を要し、その間患者はベッド上で臥床しているのみである。よって、その時間を有効に利用するためにも、透析中にベッド上で小型エルゴメーター装置を用いた訓練を行っている施設がある（図）。

● 慢性腎臓病（CKD）：chronic kidney disease
● 糸球体ろ過量（GFR）：glomerular filtration rate

27 糖尿病

ポイント

1. 糖尿病に対しては、まずは食事療法とともに運動療法を行う。
2. 中等度強度の有酸素運動と筋力増強訓練を指導する。
3. 運動療法の施行に先立って、虚血性心疾患や網膜症の検査を行う。

コツと注意点

運動療法が禁忌となるのは、①網膜症が**増殖性網膜症**にまで進行している場合、②網膜症が**眼底出血**を合併している場合、③蛋白尿が顕著な場合、④自律神経障害（起立性低血圧など）が顕著な場合、⑤空腹時血糖が 250mg/dL 以上の場合、⑥**尿中ケトン体が陽性**の場合などである。また虚血性心疾患がある場合には、運動負荷を制限する必要がある。これらをチェックするため運動療法開始前に、眼底検査、尿検査、冠動脈 CT を行う。

ちょっと詳しく！

糖尿病は、インスリンの分泌が低下する（膵 β 細胞が自己免疫性に障害されるため）1 型糖尿病と、インスリン抵抗性が高まる（脂肪が蓄積してインスリンが効かなくなる）2 型糖尿病とに大別される。症状としては、倦怠感、多飲多尿、体重減少などがみられ、高血糖が持続すると**大血管症**(虚血性心疾患、脳血管障害、末梢動脈疾患)と**微小血管症**（網膜症、腎症、神経障害）が合併する。空腹時血糖値 126mg/dL 以上、75g 経口ブドウ糖負荷試験（OGTT）の 2 時間値 200mg/dL 以上、随時血糖値 200mg/

88002-890 JCOPY

dL 以上、HbA1c 6.5%以上のいずれかが 2 回確認されれば、糖尿病と診断される。

　糖尿病に対しては、まずは食事療法と運動療法を行い、それで十分な血糖コントロールが得られない場合に経口血糖降下薬の内服投与やインスリン注射を行う。

　食事療法として、エネルギー摂取量の制限（デスクワークなど軽労作の人は 25〜30kcal/kg 標準体重/日、立ち仕事が多い人は 30〜35kcal/kg 標準体重/日以下にする）と、バランスのとれた栄養素の摂取（炭水化物が総エネルギーの 50〜60%を占めるように、蛋白質を 1.0〜1.2g/kg 標準体重/日摂取するようにする）が重要となる。

　運動療法については、**中等度強度の有酸素運動と筋力増強訓練**を指導する。有酸素運動により脂肪が燃焼して、**インスリン抵抗性が改善**される。筋力増強訓練により筋細胞に存在する**糖輸送体4（GLUT4）が増加**して、糖質の筋肉への取り込みが促進される。有酸素運動としてはウォーキング、ジョギング、サイクリングなどを行うことが推奨され、その強度は自覚的には **Borg 指数が 11〜13（楽である〜ややきつい）**、心拍数が「**最大心拍数の 50〜70%**（最大心拍数＝220−年齢）」になるくらいがよい。有酸素運動は週に 3〜5 回、1 回あたり 30〜60 分間続ける。筋力増強訓練としては、スクワット訓練、ダンベルやゴムチューブを使った訓練、マシンを使った訓練などを行う。さまざまな部位の筋力を鍛えるようにして、それぞれの筋に最大筋力の 50%以上の負荷をかけるようにする。

　運動療法は、血糖値が高くなる時間帯である食後 30 分〜2 時間の間に行うのがよい。経口血糖降下薬投与やインスリン投与が開始された後も運動療法は必要であるが、その場合は運動による低血糖の誘発に注意する。

● 経口ブドウ糖負荷試験（OGTT）：oral glucose tolerance test
● 糖輸送体 4（GLUT4）：glucose transporter-4

28 肥満症・メタボリック シンドローム

ポイント

1. メタボリックシンドローム（MS）では、インスリン抵抗性の増加によって高インスリン血症が生じている。
2. 肥満症・MS では、減量が重要である。
3. 自主訓練としての有酸素運動で、脂肪を燃焼させる。

コツと注意点

　減量するためには、総エネルギー摂取量を控えたうえで、脂肪を燃焼させるために有酸素運動を行う。総エネルギー摂取量を減少させるためには**行動療法**を取り入れるのもよい。「患者自身が体重増加の原因を認識する」、「患者自身に体重測定を行わせ記録させる」、「（減量の）目標値を明確にする」、「食行動を変える」、「早食いを止める」などの行動変容を促すことが重要である。

ちょっと詳しく！

　肥満症は、「脂肪が過剰に蓄積しており（BMI が 25 以上）、それに起因する健康障害（脂質異常症、高血圧症、高尿酸血症など）を合併している（もしくは合併が予測される）状態」である。MS は、内臓脂肪蓄積とそれによる**インスリン抵抗性の増加**が主たる病態であり、**高インスリン血症**が生じている（図）。MS では臨床的に脂肪蓄積を示唆する**腹囲増大**（男性 85cm 以上、女性 90cm 以上。これらは内臓脂肪面積 $100cm^2$ 以上に相当）があり、それによって高トリグリセリド血症または低 HDL コレステロール血症（トリグリセリド 150mg/dL 以上または HDL コレステロール 40mg/dL 以下）、高血圧症（130/85mmHg 以上）、

88002-890 JCOPY

基礎知識
内科疾患
外科疾患
脳神経
整形・形成
小児
全科共通

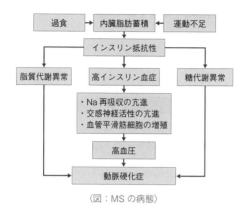

〈図：MS の病態〉

糖尿病（空腹時血糖 110mg/dL 以上）を合併する。

　肥満症・MS に対する治療は**減量（脂肪量の減少）**であり、これのためには食事療法と運動療法をあわせて行う。

　食事療法では、毎日の摂取エネルギー量を 25kcal/kg 標準体重以下に制限させる。三大栄養素の摂取バランスについては、糖質（炭水化物）を摂りすぎないように指導する。

　運動療法としては、自主訓練として**有酸素運動**を行い、脂肪を燃焼させるようにする。ウォーキング、ジョギング、サイクリングなどを、中等度強度で週に 150 分間以上行うとよい。

　ある活動が安静時と比較して何倍のエネルギーを消費するかを示す指標として、**代謝当量（METs）**がある。例えば、屋外歩行の METs は 3、軽いジョギングは 6、サイクリングは 8 である。ある活動による消費エネルギー（kcal）は「その活動の METs×活動時間（時間）×体重（kg）×1.05」である。概算として、7,000kcal を消費すると脂肪 1kg が燃焼される。

● メタボリックシンドローム（MS）：metabolic syndrome
● BMI：body mass index

29 脂肪性肝疾患

ポイント

1. 運動療法と食事療法（摂取カロリーの制限）を併用する。
2. 運動療法として、有酸素運動を指導する。
3. アルコール性脂肪性肝疾患には、禁酒を勧める。

コツと注意点

　新しい概念として、「肝臓リハ」というものがある。肝臓リハとは「肝臓疾患による身体的・精神認知症状を改善させ、生活・活動レベルや生命予後を向上させる、運動療法を中心とした包括的な治療的介入」と定義される。他の内部障害に対するリハと同様に肝臓リハも「運動療法、栄養療法、薬物療法、教育（生活指導）、心理的サポートを包括的に行っていく」ことが望まれる。もはや肝臓疾患（急性期を除く）に対しても運動療法は重要であるというコンセプトは確立されている。運動負荷によって肝血流量は確かに減少するが、肝障害をきたすほどの酸素欠乏にまでいたることはまれである。

ちょっと詳しく！

　脂肪性肝疾患（fatty liver disease）とは、肝細胞に主に中性脂肪が沈着して肝障害をきたす疾患を総称したものである。脂肪性肝疾患は、大きくアルコール性脂肪性肝疾患と、非アルコール性脂肪性肝疾患（NAFLD）とに大別される（男性で 30g/日以上、女性で 20g/日以上の純アルコール摂取がある場合に、アルコール性と診断される）。さらに NAFLD は、非アルコール性脂肪肝と非アルコール性脂肪性肝炎（NASH）とに分けることができる。

基礎知識
内科疾患
外科疾患
脳神経
整形・形成
小児
全科共通

NASH の約 10％は肝硬変に進展する。

　脂肪性肝疾患に対しては、食事療法と運動療法が重要となる（これらは、薬物療法よりも優先される）。食事療法としては**摂取カロリーの制限**が重要である。一般には 30kcal/kg 標準体重/日程度の低カロリー食摂取を指導するのがよい。また、食事のエネルギー比率については炭水化物を 50～60％程度に、脂質を 20～25％以下にすることが望ましい。アルコール性脂肪性肝疾患の場合は、**禁酒**を勧めるのが大原則である（少なくとも純アルコール摂取量を 20～30g/日以下にする）。

　運動療法としては**中等度の有酸素運動**を指導するのがよく、これを行うことで脂肪組織や筋肉における脂肪代謝が改善される。特に**肝脂肪化が改善**して、血清トランスアミナーゼ値が低下する。有酸素運動としてはウォーキング、ジョギング、サイクリング、水中運動などを行うのがよい。運動療法は最低でも週に 3 回（1 回は 20 分間以上）で、4～12 週間程度は継続するべきである（これくらいの期間は継続しないと、その効果が十分には出現しない）。肥満患者の場合、食事療法と運動療法の併用によって体重減少することが望ましい（ただし、体重減少が生じなくても、運動療法を行えばその結果として肝脂肪化は改善しうると考えられている）。

　脂肪性肝疾患患者の多くでは内臓脂肪蓄積があり、それを原因とする高血圧、糖尿病、高脂血症を合併していることが少なくないが、運動療法の施行によってこれらの合併症が改善する可能性もある。

● 非アルコール性脂肪性肝疾患（NAFLD）：non-alcoholic fatty liver disease
● 非アルコール性脂肪性肝炎（NASH）：non-alcoholic steatohepatitis

30 関節リウマチ

ポイント

1. 症状の急性増悪時には、炎症関節局所の安静を図る。
2. 慢性期には、関節を保護するための生活指導を行う。
3. 関節を保護する装具や、日常生活動作（ADL）を遂行するための自助具を積極的に使用する。

コツと注意点

　関節リウマチ（RA）は緩徐に進行する疾患であるが、内科的治療とリハ訓練（生活指導を含む）で、**関節病変の増悪を阻止して関節を保護する**ことが重要である。痛みに対する治療は、積極的に行うのがよい（痛みのためにリハ訓練が行えず、廃用性変化として機能が低下することを避ける）。

ちょっと詳しく！

　RAは、遷延化する滑膜炎によって、全身の骨・関節が破壊される自己免疫疾患である。20～50歳代の女性に好発する。小関節（手指関節など）も大関節（膝関節など）も障害されるが、「**手指の朝のこわばり**」で発症することが多い。血液検査で**リウマトイド因子**、抗CCP抗体が陽性となり、単純X線で関節裂隙狭小化や骨びらんが認められる。2010年米国・欧州リウマチ学会合同（ACR/EULAR）関節リウマチ分類基準がよく知られている。
　薬物治療は、メトトレキサートを基本として、それに抗炎症薬（ステロイド製剤など）、抗リウマチ薬、生物学的製剤を組み合わせて投与する。発症後早期に（関節破壊や骨変形が生じる前に）治療を開始するのがよい。

88002-890 JCOPY

〈表：関節保護のための生活指導〉

関節名	保護の方法
肩関節	痛みが増す動作は行わない。上衣は痛みのある側から袖を通し、痛みのない側から脱ぐ。
肘関節	痛みが増す動作は行わない。
手関節	掌屈・橈屈・内外旋を避ける。手関節を中間位で使用する。物を持つときは前腕と体幹を使う。重い物を引っ張る動作を避ける。
手指関節	両手で物を持つ。指を使わずに掌を使う。指の屈曲を避ける。
股関節	しゃがむ動作を避ける。椅子が低すぎないように調整する。
膝関節	階段の昇りは健側から、下りは病側から進める。不整地は歩かない。
脊椎	頚を中間位に保つ。かぶりのシャツを避ける。うつぶせで寝ない。寝るときには固いマットレスを用いる。長時間の坐位を避ける。

　急性に症状が増悪したときには、**炎症関節局所の安静**と全身の安静（安静臥床）が重要である。局所の安静のために固定用の装具を一時的に用いることもある。急性増悪時には（温熱療法は禁忌であり）アイスパックなどの寒冷療法を行うのもよい。

　慢性期においては、**関節を保護するための生活指導**を行う（表）。運動機能を維持するために、痛みの少ない時間帯や時期を選んで、関節可動域（ROM）訓練や筋力増強訓練（関節病変が強い場合には、関節を動かさない**等尺性運動**を行うのがよい）も行う。関節の可動性を保つことを目的とした**リウマチ体操**も種々考案されている。浮力により下肢体幹の関節に対する荷重が免荷される水中歩行訓練は、有酸素運動として推奨される。

　関節を保護する装具（肘スプリント、手関節背屈装具、頚椎カラーなど）や、ADL遂行のための自助具（リーチャー、ソックスエイド、ループ付きタオル、長柄のヘアブラシなど）の使用も有用である。（炎症症状が落ち着いている時期であれば）こわばりや痛みに対して温熱療法を行うのもよい（運動前に行うのがよい）。

●関節リウマチ（RA）：rheumatoid arthritis

31 多発性筋炎・皮膚筋炎・横紋筋融解症

ポイント

1. 急性期は、関節可動域（ROM）訓練など受動的な訓練にとどめるのがよい。
2. 血清 CK 値の上昇や筋症状の増悪がないことを確認しながら、能動的訓練の強度を徐々に高めていく。
3. 嚥下障害や発声障害に対するリハ訓練が必要になることもある。

コツと注意点

　多発性筋炎・皮膚筋炎は筋肉の炎症性疾患であるため、炎症の活動性が高いときにその筋肉に（運動）負荷をかけると炎症の治癒が遅れる。よって、急性期（発症直後）においては筋肉には過剰な負荷をかけないように配慮する。その後はステロイド投与による炎症の軽減にあわせて、徐々に筋肉への負荷量を増していくようにする。経過を通じて、**オーバーユース（筋肉の使い過ぎ）を避ける**ように注意する。

ちょっと詳しく！

　多発性筋炎は、自己免疫性疾患であり、四肢の近位筋や体幹筋の筋力低下および筋痛で発症する。中年以降の女性に好発し、抗Jo-1 抗体などの抗 ARS 抗体が陽性となる。血液検査では、CK やアルドラーゼなど筋逸脱酵素の血清中濃度が上昇する。合併症として間質性肺炎、心筋炎などもみられる。ヘリオトロープ疹やGottron 徴候などの皮膚病変を伴う場合には、皮膚筋炎と診断される。特に皮膚筋炎では、肺がん、胃がん、卵巣がんなどの**悪性**

88002-890 JCOPY

腫瘍の合併が少なくない（いわゆる**傍腫瘍症候群**のひとつである）。治療としては、ステロイド剤の内服投与、免疫抑制剤の内服投与が行われる。悪性腫瘍を合併している場合は、悪性腫瘍の治療を行うことで筋炎症状が軽減することが珍しくない。

　リハ訓練としては、血清 CK 値が高く CRP などの炎症反応も強い急性期においては、筋に負荷をかけるような訓練は避けて、ROM 訓練などの受動的なリハ訓練にとどめる。**血清 CK 値低下と炎症反応低下を確認してから**、軽度負荷による筋力増強訓練を開始し、その後に訓練の強度を徐々に高めていく（オーバーユースにならないように注意する）。血清 CK 値を定期的に（1〜2 週間に 1 回）測定して、それが上昇を示すようであれば訓練強度を下げるのがよい。咽頭筋の筋力低下による嚥下障害や発声障害がみられる場合には、嚥下訓練や発声訓練を行う。**心筋炎**を合併した場合、不整脈を呈することがあるので、そのような場合は心電図モニターを装着しながらリハ訓練を行うようにする。下肢近位筋の筋力低下が残存して立位保持が困難（膝折れが生じる）な場合には、底屈位に固定した下肢装具を処方する（足関節を底屈させることで、膝関節の伸展が促される）。上肢近位筋の筋力低下が残存して上肢挙上障害やリーチ動作障害がみられる場合には、柄の長いリーチャーやヘアブラシの使用、スプリングバランサー（上肢近位部を持ち上げた状態で保持する装置）の使用、家事用品の低い位置への設置を勧めるのがよい。

　横紋筋融解症は、ある筋肉を過度に用いたときにその筋肉が崩壊する非炎症性疾患である。急性期においては血清 CK 値が高度に上昇し**腎機能障害**を合併することもあるが、これらは安静と輸液のみで改善がみられることが多い。多発性筋炎と同様に横紋筋融解症に対しても、血清 CK 値の低下を確認してから自動運動を開始させるのがよい。

32 血液腫瘍

ポイント

1. 抗がん剤治療や造血幹細胞移植を受ける場合、長期にわたる活動性の低下から廃用症候群が生じる。
2. 廃用症候群を予防するために、筋力増強訓練と有酸素運動を行う。
3. 抗がん剤投与による骨髄抑制が生じた場合には、慎重な対応が必要である。

コツと注意点

抗がん剤を投与されている患者にリハ訓練を行う場合、「リハ科療法士への**抗がん剤曝露**」についての留意が必要である。抗がん剤投与後48時間以内においては、抗がん剤が患者の尿や汗の中に排泄される。よって、この時期にリハ訓練を行うのであれば、リハ科療法士はガウンや手袋の着用など曝露対策を徹底するべきである。

ちょっと詳しく！

白血病、骨髄異形成症候群、多発性骨髄腫などの血液腫瘍では汎血球減少とそれによる症状（易感染性、出血傾向、貧血）がみられる。これらの疾患は骨髄検査で診断が確定される。また、悪性リンパ腫では、不明熱や体重減少を伴って無痛性のリンパ節腫脹がみられ、リンパ節生検で診断される。血液腫瘍に対する治療としては、抗がん剤の投与や造血幹細胞移植（骨髄の腫瘍細胞を壊滅させてから、造血幹細胞を輸注する）が行われる。

抗がん剤治療や造血幹細胞移植を受ける血液腫瘍患者では入院

88002-890 JCOPY

基礎知識

内科疾患

外科疾患

脳神経

整形・形成

小児

全科共通

《表：骨髄抑制によるリハ訓練のリスク》

	血球数	症状
好中球数 (/μL)	<1,000	易感染性がみられる。
	<500	重篤な細菌感染のリスクが高くなる。
	<100	真菌を含むすべての感染のリスクが高くなる。
血小板数 (/μL)	<50,000	出血傾向が出現して、粘膜出血や皮下出血がみられる。
	<20,000	重大な出血のリスクが高くなり、臓器出血（消化管出血、血尿、喀血、関節内出血など）がみられる。
	<10,000	重篤な出血のリスクが高くなり、頭蓋内出血、重症消化管出血、気道出血などがみられる。
ヘモグロビン濃度（g/dL)	<9.0	皮膚、口唇、眼球結膜が蒼白になる。
	<8.0	動悸、息切れがみられる。
	<7.0	耳鳴り、めまい、倦怠感、頭痛、食欲低下がみられる。

が長期に及び、その間の活動量の減少から筋力低下、筋萎縮、全身持久力低下などの廃用症候群が生じる。よって、入院後早期から廃用症候群を予防するための**筋力増強訓練**や、全身体力を維持するための**有酸素運動**（心肺持久力訓練）を行うのがよい。筋力増強訓練としては、下肢体幹の抗重力筋の筋力維持が重要であるためスクワット訓練などを行う。心肺持久力訓練は、中等度強度でエルゴメーター訓練、トレッドミル訓練などとして行う。血液腫瘍患者にみられる**がん関連倦怠感（cancer-related fatigue)**や抑うつ・不安症状が運動療法の施行によって軽減したとの報告もある。

　骨髄抑制が生じた場合には、表のごとくのリスクが伴うため、それについて慎重な対応が必要となる。特に好中球数が 100/μL 未満、血小板数が 10,000/μL 未満、ヘモグロビン濃度が 7.0g/dL 未満のいずれかの状態となった場合には、リハ訓練の施行は控えるのがよい。

　ただし施設によっては、クリーンルーム内にエルゴメーター装置を置いておき、好中球数が減少している患者に自主訓練としてエルゴメーター訓練を行わせたりしている。

33 狭心症（手術患者）

ポイント

1. 冠動脈バイパス手術（CABG）後の過剰な安静は、廃用症候群や呼吸器系合併症発症の危険性を高める。
2. 手術の低侵襲化に伴って、より早期から離床が進められるようになっている。
3. 術後に運動療法を行うことで、運動耐容能の改善やグラフト開存率の改善が期待できる。

コツと注意点

　虚血性心疾患を発症する患者の多くにおいては、高血圧、糖尿病、高脂血症などの冠危険因子がみられる。よって、再発予防目的でこれらの管理も徹底していくことが望ましい。有酸素運動などのリハ訓練を励行することでもこれら冠危険因子の改善が期待できるため、運動指導を含めた患者教育が重要である。

ちょっと詳しく！

　狭心症に対する外科的治療としては、CABG が行われる。従来は on-pump CABG（人工心肺を用いて、心停止させたうえで手術する）が主流であったが、最近ではより低侵襲である off-pump CABG（人工心肺を用いず、心拍を維持したままで手術する）が主流となってきている。これによって、高齢者や他臓器に併存疾患をもつハイリスク患者に対しても CABG が行われるようになってきた。

　CABG 後における過剰な安静は、廃用症候群や呼吸器系合併症の危険性を高めるため、可能な限り**早期からの離床**を進めるの

〈表：術後の早期リハプロトコール〉

時期	訓練内容
術後翌日	端坐位〜立位保持
術後2日目	病室内歩行、トイレ
術後3日目	病棟内100〜200m歩行
術後4日目以降	エルゴメーター訓練などの集団運動療法

＊術前からの体力低下、術後の心不全合併、術後の不整脈合併
がみられた場合には、自立歩行の開始が遅れることが多い。

がよい。離床開始の基準としては、①意識が清明、②収縮期血圧
が80mmHg以上、③安静時心拍数が120拍/分以下、④致死性
の不整脈が出現しない、⑤強心薬の大量投与が不要などが挙げら
れる。

　手術の低侵襲化に伴ってより早期からの離床開始が可能となっ
ており、手術翌日から立位歩行訓練を開始するプログラム（**fast
track recovery program**）も広まってきている（表）。術後の
リハ訓練は、心電図モニターを行いながら進めるのがよく、胸痛
や息切れなど自覚症状の変化も観察していく。200m歩行が可能
となれば、自転車エルゴメーター訓練やトレッドミル訓練を開始
する。手術侵襲による異化亢進から四肢の筋萎縮や呼吸筋の萎縮
も生ずるため、下肢体幹筋や呼吸筋の筋力増強訓練も行っていく
ようにする。ただし、胸骨正中切開部を保護するために術後3ヵ
月間は、体をねじる、重い物を持ち上げる、両肩を後ろに引いて
胸を反らす動作は避けるのがよい。

　退院後も、長期的に有酸素運動を中心とした運動療法を行うこ
とが勧められる。これによって、**運動耐容能の改善**や**グラフト開
存率の改善**が期待できる。同時に包括的アプローチとして冠危険
因子の是正による再発予防、食事療法なども積極的に行っていく
のがよい。

● 冠動脈バイパス手術（CABG）：coronary artery bypass
　grafting

消化器がん・肺がん（手術患者）

ポイント

1. 手術に先立って、呼吸筋や下肢体幹筋の筋力増強訓練を行っておく。
2. 術後は、できるだけ早期から呼吸訓練（排痰訓練など）や離床訓練を進めていく。
3. プレハビリテーション（prehabilitation）として、術前から多面的な介入を行うことが推奨される。

コツと注意点

　最近においては、がん患者に対するリハ訓練の提供が強く推奨されるようになっている。がん患者に対してリハ訓練を行ってもがん病巣の進展を抑えることはできないが、リハ訓練を行うことで二次的な身体機能低下や日常生活動作（ADL）レベルの低下を抑えることは可能である。特に消化器がんや肺がんの手術患者に対しては、術前・術後にリハ訓練を積極的に行うのがよい。そうすることで、術後合併症（特に呼吸器系合併症）の減少や入院期間の短縮も期待できる。

ちょっと詳しく！

　2016 年に**改正がん対策基本法**が成立して以後、本邦においてもがん患者に対するリハ（いわゆる「**がんリハ**」）の提供が広まってきている。がんリハを提供する目的は、がん患者の身体機能・ADL・人生の質（QOL）をできるだけ向上もしくは維持することである。がん患者の身体機能・ADL・QOL は、がん病巣そのものによって障害されるのみならず、がんに対する治療（手術・

化学療法・放射線療法）や二次的に生じる廃用症候群（下肢体幹の筋力低下・筋萎縮など）によっても障害される。

Dietz はがんリハを、その目的によって以下のごとく4つのタイプに分類している（**Dietz の分類**）。①予防的リハ：がん治療に先立って、身体機能を高める、②回復的リハ：がん病変そのものによって、もしくはがん治療によって低下した身体機能・ADL を元のレベルに戻す、③維持的リハ：身体機能の回復が困難であっても、なんとか ADL・QOL レベルを維持する、④緩和的リハ：緩和ケアの一環として、患者の苦痛を軽減させる（QOLを高める）。

消化器がんや肺がんに対する手術が予定された患者においては、術前には予防的リハとして、呼吸訓練（特にポータブル訓練機器を用いた**吸気筋の筋力増強訓練**）、下肢体幹の筋力増強訓練（術後における廃用性筋力低下に備える）、有酸素運動（心肺持久力を高めておく）などを行う。術後には呼吸訓練（排痰訓練、胸郭ストレッチなど）、回復的リハとしての早期離床訓練、立位歩行訓練などを行う。最近においては、腹腔鏡下手術や胸腔鏡下手術など侵襲性の低い手術が広まってきているが、これらの手術の術前・術後にもリハ訓練は行ったほうがよい。

予防的リハの新しいコンセプトとして、**プレハビリテーション**というものがある。これは、がん手術に先立って、身体トレーニング（下肢体幹の筋力増強訓練、有酸素運動など）、栄養管理（低栄養状態の改善、蛋白質の摂取など）、生活習慣改善（禁酒・禁煙指導など）、精神・心理的サポートなど**多面的な介入**を並行して行い、心身ともに万全な状態で手術を受けさせる（手術に先立って心身の状態をできるだけ高めておく）というコンセプトである。そうすることによって、術後合併症の減少、早期の身体機能回復、在院日数の短縮、術後の QOL の向上などがもたらされるものと期待されている。

35 頭頚部がん

ポイント

1. 頭頚部がんの手術後には、摂食嚥下障害や発声障害が高頻度にみられる。
2. 喉頭全摘後には、電気式人工喉頭を用いるなど代用音声を獲得する訓練を行う。
3. 頚部リンパ節郭清に伴って、副神経が障害されることがある。

コツと注意点

　喉頭全摘後における代用音声獲得については、術後早期は習得が容易な電気式人工喉頭の使用を試み、その後に食道発声に移行していくのがよい。しかしながら、食道発声は習得の難易度が高いため、結局は長期的に電気式人工喉頭の使用を継続していく患者が少なくない（喉頭全摘後における食道発声の習得率は約60%である）。本邦と比して、欧米ではシャント発声の普及率が高い。

ちょっと詳しく！

　頭頚部がんには、喉頭がん、咽頭がん、舌がん、口腔がんなどが含まれる。頭頚部がんの約90%は扁平上皮がんであり、男性に多い。その危険因子は、喫煙、飲酒、口腔不衛生などである。症状としては、嗄声（喉頭がん、下咽頭がん）、咽頭の違和感や痛み（咽頭がん）、舌・口腔内の痛み（舌がん、口腔がん）を呈する。早期の喉頭がんや咽頭がんには放射線治療を行う（放射線感受性が高いため）。一方で舌がんや放射線治療抵抗性の喉頭が

88002-890 **JCOPY**

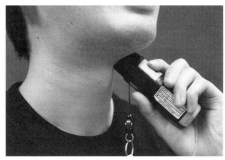

〈図：電気式人工喉頭〉

んには手術治療（舌半切除、喉頭部分切除、喉頭全摘）を行う。

　頭頸部がんの術後には、摂食嚥下障害が高頻度にみられる。間
接訓練から直接訓練へと進めていくが、嚥下障害が重度であれば
間欠的経管栄養や胃瘻造設を行うこともある。

　喉頭全摘後には声帯が除去され失声するため、**代用音声**の獲得
訓練が行われる。代用音声としては、**電気式人工喉頭**の使用（習
得が容易で、術後早期から使える。ただし、機械的で平板単調な
音となる）（図）、**食道発声**（食道内に飲み込んだ空気を吐き出す
ことで、下咽頭部の新声門を振動させる）、気管食道瘻を用いる
シャント発声（習得は比較的易しいが、一方向弁を挿入する手術
が必要）などがある。

　頸部リンパ節郭清に際しては、副神経が合併切除される場合と
温存される場合とがあるが、温存される場合でも手術侵襲によっ
て一定の期間で**副神経麻痺**がみられる。副神経麻痺が生じると、
僧帽筋麻痺による肩関節の屈曲・外転障害、翼状肩甲（肩甲骨が
外側に変位して後方に突出する）がみられ、患者は「肩が上がら
ない、肩がこる、肩が痛い」と訴える。僧帽筋麻痺に対しては肩
関節や肩甲帯の関節可動域（ROM）訓練と筋力増強訓練、大胸
筋の伸張訓練（ストレッチ）、日常生活動作（ADL）訓練（整髪
や洗髪など高いところに手を伸ばす動作）を行う。

36 乳がん（手術患者）

ポイント

1. 乳房切除術の術後には、病側肩関節の関節可動域（ROM）訓練を行う。
2. 腋窩リンパ節郭清が行われた場合には、病側上肢のリンパ浮腫が出現することがある。
3. 上肢リンパ浮腫に対しては、圧迫療法や用手的リンパドレナージ（MLD）などを行う。

コツと注意点

悪性腫瘍に対する外科的治療の一環として施行されたリンパ節郭清がリンパ浮腫の原因となっている場合、「リンパ浮腫指導管理料（重症化を抑制するための指導を行った場合）」もしくは「リンパ浮腫複合的治療料（複合的な治療を実施した場合）」を算定することができる。本邦では、2012年にリンパ浮腫療法士認定制度が始まっており、リンパ浮腫に対するリハ医療のさらなる一般化が期待される。

ちょっと詳しく！

乳がんに対して乳房切除術が施行された場合、**病側肩関節の拘縮**が生じることが少なくない。また、乳房切除術と**腋窩リンパ節郭清**が施行された場合には、その数週間〜数年後に上肢のリンパ浮腫が出現することがある。センチネルリンパ節生検が陰性であれば、乳房の一部が温存され腋窩リンパ節生検が省略されることもあるが、センチネルリンパ節生検後にリンパ浮腫が発生することもある。国際リンパ学会による病期分類では、リンパ浮腫の

重症度を 0 〜 Ⅲ 期に分類している。リンパ浮腫では時間経過とともに組織の線維化が進み、進行期にはアカントーシス（表皮肥厚）、脂肪沈着、リンパ液うっ滞性象皮病がみられるようになる。上肢の周径を計測することも有用である（健側との左右差に注目する）。

　乳がんの手術後は 7 〜 10 日間程度で退院する患者が多いため、肩関節の拘縮を予防するための ROM 訓練は自主訓練として長期的に行うこととなる。「腕を横から上げる訓練（外転）」、「腕を前から上げる訓練（屈曲）」などを行い、肩関節の可動域を全方向性に拡大・維持していく。

　リンパ浮腫が出現した場合に**複合的治療**として行うべきことは、**圧迫療法**、**MLD**、**運動療法**、**スキンケア**の 4 つである。圧迫療法としては、**弾性ストッキング療法**と非弾性包帯による**多層包帯法**（包帯を上肢に何重にも巻く。圧迫の力が強いため、弾性ストッキング療法よりも短期間で効果を発揮する）が有用である。MLD は、組織間隙にうっ滞したリンパ液を徒手的にリンパ管に取り込ませて（体幹方向へ）流し込む方法である。運動療法を行うことで、骨格筋のポンプ作用（リンパ液と静脈血の還流を促す）が増強される。リンパ浮腫病巣は皮膚のバリア機能が障害されており、感染が生じやすい（リンパ管炎や蜂窩織炎が発生しやすい）。よって、清潔保持（汗をかいたらシャワーや入浴をする）、保湿、日焼け予防、虫刺されの予防などのスキンケアを徹底するのがよい。リンパ管の圧迫を避けるために、締め付けの強い下着や衣類、きつい腕時計や指輪を避ける。

　治療に難渋するリンパ浮腫に対しては、外科的治療としてリンパ管静脈吻合術が行われることがある。

　腋窩リンパ節郭清が施行された乳がん術後患者に対して、リンパ浮腫の発症予防目的で MLD が行われることがあるが、現状では MLD のリンパ浮腫発症予防効果は証明されていない。

●用手的リンパドレナージ（MLD）：manual lymphatic drainage

37 じょく瘡

コツと注意点

医療関連機器圧迫創傷（MDRPU）は、弾性ストッキング、マスク、抑制帯、上下肢装具、体幹装具などの医療関連機器による圧迫が原因で生じる皮膚ないし皮下組織の損傷である（じょく瘡のひとつである）。これを予防するためには、機器が正しい位置に固定されているかの確認と、その装着部周囲皮膚の観察を定期的に行うことが望ましい。

ちょっと詳しく！

じょく瘡とは、身体に外力が加わることで軟部組織の血流が低下し、皮膚や皮下組織が壊死した状態を指す。じょく瘡発生の危険因子としては、①**基本動作能力の低下**（寝たきり、自力でベッド上で体位変換ができない、坐位姿勢を保持できない）、②病的骨突出（痩せた患者の仙骨部など）、③関節拘縮、④**低栄養**（血清アルブミン濃度 3.5g/dL 以下）、⑤**皮膚浸潤**（多量の汗をかく、殿部が尿や便で汚染する）、⑥浮腫が挙げられる。重症度評価には 7 項目から成る **DESIGN-R**（depth：創の深さ、exudate：滲出液の量、size：皮膚損傷範囲の広さ、inflammation/infection 炎症/感染徴候、granulation tissue：良性肉芽組織形成の程度、

88002-890 JCOP

necrotic tissue：壊死組織の有無、pocket：ポケット形成の有無。R は rating の略である）と **Braden スケール**が頻用される。じょく瘡の好発部位は患者の寝ている向きや姿勢で異なる。仰臥位では後頭部、肩甲骨部、仙骨部、踵部に、側臥位では耳介部、腸骨稜部、大転子部、膝関節顆部に好発する。車椅子坐位では後頭部、背部、仙骨部、坐骨結節部などに好発する。

じょく瘡対策としては、その危険因子の有無を評価すること（リスクアセスメント）と、早期発見に努めることが重要である。寝たきり患者など活動性の低い患者については、じょく瘡を早期発見するために入浴時や更衣時に全身の皮膚を観察する（経過観察を行う際には、写真を撮っておくのがよい）。自力で体位変換ができない患者については、2時間ごとの体位変換を行う。また、**体圧分散式マットレス**、エアマット、クッションを活用して外圧が一点に集中しないようにする。低栄養がみられる場合には、栄養士や栄養サポートチームと連携して積極的にそれを改善させる（鉄、亜鉛、ビタミン A、ビタミン C の欠乏もじょく瘡発生を助長する）。

じょく瘡が発生した場合には、外用剤の使用やドレッシング剤の使用で対処する。難治性の場合には、外科的治療として**デブリードマン（壊死組織の切除）**の施行を検討する。

なお、2012 年からじょく瘡患者管理加算が入院基本料の算定要件となっている。

摩擦やずれによって皮膚が裂けることで生じる真皮深層までの（皮膚）損傷は、**スキンテア**と称される。スキンテアは皮膚が乾燥しているときに発生しやすいので、入浴直後に保湿剤を全身に塗布するなどして日ごろから保湿しておくのがよい。

● 医療関連機器圧迫創傷（MDRPU）：medical device related pressure ulcer

38 ICU 管理（人工呼吸器管理）

ポイント

1. 人工呼吸器管理中の患者に対しては、用手的肺過膨張訓練や排痰訓練などの呼吸訓練を行う。
2. 鎮静が浅くなり覚醒度が高まれば、できるだけ早期の離床を試みていく。
3. ICU-acquired weakness（ICU-AW）に対しては、低周波電気刺激を行うなど予防的に介入するのがよい。

コツと注意点

人工呼吸器管理下にある患者に対して、プロポフォールなど鎮静深度の調節が容易な薬剤を用いて、1日に1回鎮静薬投与を中断して覚醒させるという試みがある。そして、その覚醒時に呼吸訓練やヘッドアップ訓練などのリハ訓練を試みるわけであるが、これによって人工呼吸器管理期間やICU滞在期間が短縮される、早期離床が促されるとの報告がある。

ちょっと詳しく！

従来はICUに入室中の患者や人工呼吸器管理下の患者に対しては、リハ訓練の施行が躊躇される傾向があった。しかしながら最近では、ICUに入室したり人工呼吸器管理を要するような重症患者ほどリハ訓練を積極的に行うべきであるというコンセプトが広まってきている（リハ訓練を行わないことで機能予後が悪くなる可能性が危惧されるようになった）。

人工呼吸器管理中（全身麻酔下）の患者に対しては、呼吸訓練としての**用手的肺過膨張訓練**（気道に陽圧をかけて肺の虚脱を防

88002-890 JCOP

ぐ）や**機械的排痰補助**、短時間のヘッドアップや側臥位ポジショニング（誤嚥性肺炎を予防するため）、**腹臥位訓練**（酸素化の改善が期待できる）、四肢の関節可動域（ROM）訓練、低周波電気刺激（毎日約 20 分間程度で大腿四頭筋などの抗重力筋を刺激する）などを行う。人工呼吸器装着中における離床禁忌は、頭蓋内圧の上昇、未だ治療を要する消化管出血や虚血性心疾患、鎮静薬を要するほどの興奮などである。

　人工呼吸器管理のための鎮静度が浅くなり RASS で評価される覚醒度が高まれば、ウィーニングや早期抜管を目指すと同時に離床を進めていくのがよい。ベッド上での下肢筋力増強訓練から坐位保持訓練、立位歩行訓練へと進めていく。坐位負荷や立位負荷を与えることによって意識状態がさらに改善することも期待できる。なお、人工呼吸器装着患者に対して離床を行うことは躊躇されることが多いが、実際にはそのような離床に伴う有害事象の発生率は非常に低く 1％未満である。

　最近注目されている病態として、**ICU-AW** というものがある。これは主には、ICU で全身麻酔下で人工呼吸器管理下にあった患者に発生する、**びまん性かつ弛緩性の四肢筋もしくは呼吸筋の筋力低下・筋萎縮**を指す。微小循環の障害による末梢神経障害もしくは（直接的な）筋障害が原因であると考えられており、その危険因子としては長期間の人工呼吸器管理、高血糖、ステロイド投与、敗血症、多臓器不全などが挙げられている。ICU-AW については、これが発生する前になんらかの対策を講じることが望まれるため、危険因子の是正を試みながら前述のごとく**低周波電気刺激**を行うのがよい。

- ●ICU-AW：ICU-acquired weakness
- ●RASS：Richmond Agitation-Sedation Scale

39 脳卒中（急性期）

ポイント

1. 急性期脳卒中に対しては、できるだけ早期からリハ訓練を開始するのがよい。
2. 急性期からリハ訓練を行う目的は、廃用症候群や全身性合併症の予防と、脳の代償機能の賦活である。
3. 脳卒中集中治療室（SCU）入室中から訓練を開始するのもよい。

コツと注意点

　脳卒中患者に対してリハ訓練を行うと、程度の違いはあれど多くの患者で神経機能の回復がみられる。これはリハ訓練の提供によって脳における（障害された神経症状に対する）代償機能が発揮されるからである。動物実験の報告によると、**脳卒中発症後より早期から訓練を開始したほうが代償機能が発揮されやすいこと**がわかっている。これは脳卒中の急性期リハを推奨する根拠のひとつとなっている。

ちょっと詳しく！

　急性期脳卒中に対しては、最近では「できるだけ早期から積極的にリハ訓練を開始すべき」とのコンセプトが主流となっている。以前は、急性期脳卒中に対して早期リハを行うと病巣拡大の危険性が高まるとの意見も少なくなく、必ずしも積極的には急性期リハは開始されていなかった。しかしながら現在では、訓練を控えて過剰に安静臥床を保つことの弊害（廃用症候群の発生）についての危惧、**脳の代償機能を早期から促すべきとの考え**などから、より積極的な急性期リハの施行が推奨されている。

88002-890 JCOPY

本邦の脳卒中治療ガイドライン 2015 においては、急性期リハ（特に体を起こす離床訓練）の開始基準として、①意識がある程度は覚醒している（Japan Coma Scale で 1 桁レベル）、②**神経症状の増悪が止まっている**（病巣の拡大が止まっていることを示唆する）、③重度の全身疾患（心不全、誤嚥性肺炎など）を合併していないの 3 つが挙げられている。ただし、臥床したままでの良肢位保持（ポジショニング）や四肢の関節可動域（ROM）訓練は、少々全身状態が不良であっても開始してよい。

　脳卒中急性期リハに関するエビデンスをまとめると、①（発症後 24 時間以内にこだわる必要はないが）**できるだけ早期からリハ訓練を開始したほうがよい**、②ヘッドアップ（頭部挙上）を過剰に控える必要はない、③（土日を含めて）連日でリハ訓練を行うのがよい、④組織プラスミノーゲンアクチベーター（t-PA）全身投与後の急性期脳梗塞に対しても積極的に早期リハを開始するのがよいということになる。脳卒中急性期においては、脳循環の自動調節能（全身血圧が変動しても、脳灌流圧を一定に維持する機能）が障害されている可能性があるので、起立性低血圧の発生には十分に注意する。また、脳浮腫の増悪もしくは出血性梗塞の発生によって脳ヘルニアの合併が示唆される場合（広範な脳梗塞など）、急性水頭症を合併した場合（脳室穿破を伴う視床出血など）、脳血管攣縮が発生した場合（くも膜下出血後）などでは、急性期リハ訓練の中止を検討する。

　急性期脳卒中リハのプログラムとしては、神経症状の増悪が生じないことを確認しながら、ヘッドアップ、端坐位訓練（何にももたれずにベッドの端に座る）、移乗訓練（ベッドから車椅子に乗り移る）、車椅子乗車訓練（できるだけ長時間にわたり車椅子で坐位を保持する）、立位保持訓練、歩行訓練を順に進めていく。急性期に嚥下機能評価を行うことも推奨される。

● 脳卒中集中治療室（SCU）：stroke care unit
● 組織プラスミノーゲンアクチベーター(t-PA)：tissue plasminogen activator

40 脳卒中（回復期）歩行訓練

ポイント

1. 立位保持が不可能な場合は、長下肢装具（LLB もしくは KAFO）を用いて歩行訓練を進める。
2. 平行棒内歩行訓練から四点杖歩行訓練へと進めていく。
3. 内反尖足もしくは下垂足がみられる場合は、短下肢装具（SLB もしくは AFO）を処方する。

コツと注意点

　脳卒中後片麻痺に対する歩行訓練は、回復期リハ訓練における重要な訓練項目である。LLB を積極的に用いることで早期から立位歩行訓練を開始して、その後に必要があれば SLB を作製する。SLB の作製は、遅くとも回復期リハ病棟に入院後 1 ヵ月以内に行う。T 字杖と違って四点杖には、患者が自らの体重をかけることができる。

ちょっと詳しく！

　片麻痺を呈する脳卒中患者の場合、特に回復期においては立位歩行訓練が非常に重要となる。下肢の麻痺が比較的重度（麻痺側下肢の振り出しが十分に行えず、膝関節の伸展保持もできず下肢の支持性が低い）の場合には、**LLB** を用いて立位歩行訓練を開始する（図 a）。そうすることで、麻痺側下肢の筋出力が高まるものと報告されている。一般的には、平行棒内歩行訓練から四点杖歩行訓練へと進めていく。

　脳卒中後下肢麻痺の場合、**近位部から遠位部にかけて**（股関節→膝関節→足関節の順に）機能回復が進んでいくことが多く、

88002-890 JCOPY

基礎知識

内科疾患

外科疾患

脳神経

整形・形成

小児

全科共通

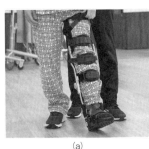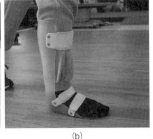

(a)   (b)

〈図：長下肢装具（a）と短下肢装具（b）〉

もっとも改善しにくい動きは足関節の背屈である。そのような場合、足関節は**内反尖足**もしくは**下垂足**を呈することとなり、結果的に**ぶん回し歩行**と toe clearance の低下がみられる。内反尖足・下垂足に対しては、**SLB** の使用が推奨される（図b）。SLBを使用することで足関節が強制的に背屈され、正常な歩行パターンである「**踵接地（踵から足が地面に着く）**」が実現される。軽量である**プラスチック製 SLB** が好まれるが、下腿三頭筋の痙縮が強い場合や足関節の変形がみられる場合には（重量は重くなるが）**金属支柱付き SLB** を作製する。

　SLB の足関節の角度（**SVA**）を調整することで、膝関節の動きを制動することもできる。SVA を小さくすれば（下腿をより前傾させれば）膝関節の屈曲が促され（過伸展である反張膝が矯正され）、SVA を大きくすれば膝関節の伸展が促される（意図しない屈曲である膝折れが矯正される）。

● 長下肢装具(LLBもしくは KAFO)：long leg braceもしくは knee ankle foot orthosis
● 短下肢装具（SLBもしくは AFO）：short leg brace もしくは ankle foot orthosis
● SVA：shank to vertical angle

41 脳卒中（回復期）日常生活動作訓練

ポイント

1. 回復期リハ病棟では、「生活能力の改善」を目指して日常生活動作（ADL）訓練を行う。
2. ADL能力を改善させるために、代償手段を用いたり環境調整を行ったりする。
3. 病棟生活のなかで、病棟看護師と協力しながらADL訓練を進めていくのがよい。

コツと注意点

　本邦の回復期リハ病棟で導入された、リハ訓練の効率を示す**「実績指数」**は、「（ADLを評価するスケールである）機能的自立度評価法（FIM）の運動項目点数の増加率」に基づいて算出される。すなわち、「ADL能力改善の程度＝ADL訓練の成果」が回復期リハ病棟の質を直接的に示すものと考えられている。回復期リハ病棟に入院した脳卒中患者については、**代償手段の習得**や**環境調整**を行なってでもADL能力を回復させることが重要となる。

ちょっと詳しく！

　「日常生活の自立（生活能力の改善）」をひとつの大きな目標とする回復期リハ医療においては、ADL訓練は重要である。麻痺がある脳卒中患者では、まずは運動機能の改善によるADL能力の獲得（ADLの自立）を目指すが、十分な運動機能改善がみられない場合は、代償手段を利用することでADL能力の獲得を目指す。認知機能障害の存在によってADLが障害されている場合は、ADL訓練と並行して認知訓練を試みるのがよい。

88002-890 JCOPY

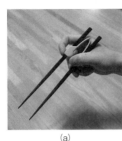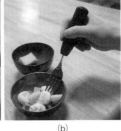

〈図：バネ箸（a）と柄が太いフォーク（b）〉

　回復期リハ病棟入院中においては、訓練室で「できるように
なった ADL」を病棟生活でも実践するように指導する（「できる
ADL」を「している ADL」にしていく）。リハ科療法士と病棟
看護師が連携することで、病棟看護師による「ADL 介助」を「ADL
訓練」に移行させていく。病棟で過ごす「訓練時間以外の時間」
をいかに有効に利用するかが ADL 能力回復のポイントとなる。
以下に、作業療法が中心となる ADL 訓練の要点をまとめる。

①食事：箸やスプーンを把持して、食物を口まで運ぶ訓練をす
　　る。バネ箸や柄が太いフォークなどの**自助具**を用いて摂食動作
　　を訓練する（図）。

②整容：歯ブラシ、くし、髭剃り器を用いて実際の整容動作を訓
　　練する。

③更衣：袖通しや足部通しを訓練する。ボタンやファスナーの操
　　作を訓練する。

④排泄：（便器からの）立ち上がり動作を訓練する。ズボン・パ
　　ンツの上げ下げを訓練する。（清拭のために）殿部へのリーチ
　　動作を訓練する。トイレ内へ手すりを設置する。

⑤入浴：タオルを用いて洗体動作を訓練する。（浴槽に入るため
　　の）またぎ動作を訓練する。

42 脳卒中（回復期）言語訓練

ポイント

1. 言語機能には、自発言語、聴覚理解、書字、読字、復唱、呼称が含まれる。
2. 失語症の評価は、標準失語症検査（SLTA）で行う。
3. 失語症の訓練では、Schuell の原則に則って言語機能を刺激する。

コツと注意点

　脳卒中後片麻痺の回復は、発症後2～4ヵ月でプラトー状態に到達するのに対して、脳卒中後失語症の回復は、ゆっくりとより長期間をかけて回復を示す。すなわち、発症後6ヵ月間～2年間程度は言語機能の回復が期待できる。よって、脳卒中後失語症に対しては、回復期リハ病棟退院後も外来リハもしくは訪問リハなどで言語訓練を継続することが望ましい。失語症に対する言語訓練においては、言語機能を改善し、それを実用的なコミュニケーション能力に結びつけることが重要である。

ちょっと詳しく！

　脳卒中や頭部外傷などによって言語中枢が損傷された場合、失語症が発症する。言語中枢は、右利きの患者であれば90%以上の場合で**左前頭葉から側頭葉・頭頂葉にかけて広がっている**。左利きの患者であれば60～70%の場合では左大脳に、30～40%の場合では右大脳に言語中枢が広がっている。

　失語症は言語機能の障害であるが、言語機能はさらに細かく①自発言語（言葉や文を自ら話す）、②聴覚理解（聞いたことを理

88002-890 JCOPY

犂する）、③書字、④読字、⑤復唱（聞いた言葉・文をそのまま
オウム返しに発語する）、⑥呼称（物品名を答える）といった 6
つの機能に分けられる（ここに計算を加えて、7 つの機能に分類
することもある）。本邦の場合、失語症の評価では SLTA がもっ
とも頻用されている。これは 26 の下位項目（問い）から構成さ
れており、上記 7 つの言語機能すべてを（半）定量的に評価で
きる。これの結果によって失語症のタイプが分類される。言語中
枢のうち、前頭葉の下前頭回が損傷された場合には Broca 失語
（運動性失語。out-put の障害）が、側頭葉の上側頭回が損傷さ
れた場合には Wernicke 失語（感覚性失語。in-put の障害）が
出現する。健忘失語では呼称が、伝導失語では復唱が特異的に障
害される。

　脳卒中後失語症に対する言語療法は、回復期リハ病棟入院中に
積極的に行われる。失語症に対してはさまざまな治療プロトコー
ルが考案されているが「刺激法」がよく知られている。これの基
盤となる Schuell の原則は、①強力な言語刺激（聴覚的・視覚的）
を与えること、②適切な刺激（速度や複雑さ）を与えること、③
刺激を反復すること、④刺激に対する反応を患者から引き出すこ
と、⑤患者の反応を修正しないことである。

　重度失語症の場合は、言語を用いないコミュニケーション手段
として、ジェスチャー、視覚的シンボル（描画）、コミュニケー
ションノート（生活で頻用する物品の絵や写真を集めたノート）
などを用いた補助・代替コミュニケーション（AAC）の確立を
試みる。重度失語症に対しては、簡単な短文で質問し、「はい」「い
いえ」で応答してもらうようにするのもよい。

● 標準失語症検査（SLTA）：Standard Language Test of
　Aphasia
● 補助・代替コミュニケーション（AAC）：augmentative and
　alternative communication

43 脳卒中（生活期）

ポイント

1. 脳卒中生活期においては、活動量の減少が身体・認知精神機能の低下に直結する。
2. 身体機能を維持するための自主訓練を指導する。
3. 脳卒中生活期の身体機能訓練の主たる目標は、身体機能の「維持」であることを患者とその家族に説明する。

コツと注意点

　病院を退院するときには身体・認知精神機能があるレベル以上であった脳卒中患者が、退院後に徐々にそれらの機能低下を示すことは珍しくない。このような場合、ほとんどの患者では活動量の減少による「廃用性変化」が主たる原因である。生活期の患者は、自分でできることは必ず行うようにして（安易に他人に介助を頼んではいけない、甘えてはいけない）、活動量を高いレベルで維持していくことが重要である。

ちょっと詳しく！

　生活期にある脳卒中患者において緩徐な身体・認知精神機能低下がみられる場合、その原因の多くは**活動量の減少**による「**身体・認知精神機能の廃用性変化**」である。よって、生活期にある脳卒中患者に対しては、身体・認知精神機能を維持するために長期間にわたってリハ訓練を継続していく必要がある。特に片麻痺については、生活期にリハ訓練を励行したとしてもそれがさらなる回復を示すということはあまりない（生活期患者のほとんどにおいては、すでに片麻痺の回復は**プラトー状態**にある（図）。患

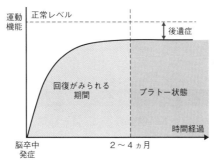

〈図：脳卒中後片麻痺の回復プラトー〉

者には「片麻痺に対する生活期リハ訓練の目的は、機能の維持である（回復を大きく期待してはいけない）」ことを十分に説明しておくべきである。

　生活期において特に行うべきリハ訓練は、**下肢体幹の筋力増強訓練**である。廃用性機序による下肢体幹の筋力低下は比較的短期間に生じやすく、これによって日常生活動作（ADL）レベルが大きく低下する。よって、自主訓練として下肢体幹の筋力増強訓練を指導するのがよい。また、毎日 10〜30 分間だけ散歩するだけでも、廃用性変化の予防につながる。もちろん、介護保険による**訪問リハ**（患者自身の生活の場で、歩行訓練や ADL 訓練を行う）や**通所リハ**（集団訓練やレクリエーションが中心となる）を利用することも勧められるが、これらの利用頻度は限られるため、患者自身が自宅で行う毎日の自主訓練がより重要となる。

　活動性の低下は長期的には、認知精神機能にも悪影響を与える。できるだけひとりで過ごす時間を減らすようにして、会話の機会や人と触れあう機会を増やすように工夫するとよい（生活期を独居で過ごす脳卒中患者では、精神的刺激の減少による廃用性の認知機能低下の危険性が危惧される）。

44 脳卒中後痙縮

ポイント

1. 脳卒中後の上下肢痙縮には、Ａ型ボツリヌス毒素の定期的投与が推奨される。
2. Ａ型ボツリヌス毒素投与は、リハ訓練と併用する。
3. 更衣や入浴などの介護を容易にすることを目的として、Ａ型ボツリヌス毒素を投与することもある。

コツと注意点

　脳卒中後痙縮に対してＡ型ボツリヌス毒素を投与すると、高率に痙縮の軽減（筋緊張の低下）と関節可動域（ROM）の拡大（受動的動作の改善）が確認される。しかしながら、痙縮が軽減したからといって能動的動作も改善する（自ら麻痺肢を動かせるようになる）とは限らない。能動的動作を改善させるためには、Ａ型ボツリヌス毒素投与後に、積極的にリハ訓練を行うことが望ましい。

ちょっと詳しく！

　痙縮とは、上位運動ニューロン障害の症状のひとつであり、**麻痺した四肢の筋緊張が不随意に病的に高まること**を指す。脳卒中、頭部外傷、脳腫瘍、脊髄損傷などによって上位運動ニューロンである錐体路が障害されたときに出現する。脳卒中後痙縮は、麻痺した上下肢に発症後３週間〜３ヵ月の時期に出現してくる。上肢では**屈筋群**（大胸筋、上腕二頭筋、橈・尺側手根屈筋、浅・深指屈筋、母指内転筋など）に、下肢では**伸筋群**（下腿三頭筋、後脛骨筋など）に出現することが多く、このときにみられる異常肢位は Wernicke-Mann 肢位と称される（図）。気温が下がると

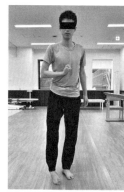

〈図：Wernicke-Mann 肢位〉

（寒くなると）痙縮は増悪する傾向がある。

　脳卒中後痙縮に対する**A 型ボツリヌス毒素療法**は、痙縮を呈している筋肉に直接的に毒素を投与（筋注）する。A 型ボツリヌス毒素は、神経筋接合部におけるアセチルコリンの放出を阻害することで筋弛緩作用を発揮する。効果は**約 3 ヵ月間**持続するため、外来治療として 10〜12 週間以上の間隔で投与を繰り返す。A 型ボツリヌス毒素を投与することで高率に痙縮の軽減（筋緊張の低下）が得られるが、必ずしも麻痺肢の能動的な動きも改善するわけではない（投与後に麻痺が改善するか否かは、錐体路障害の程度によるところが大きい）。A 型ボツリヌス毒素治療は高額な治療であるが、重度障害者医療証（身体障害者手帳 1 級もしくは 2 級）があれば費用が減額される。

　髄腔内バクロフェン（ITB）療法は、体内に埋め込んだポンプからカテーテルで髄腔内にバクロフェンを持続投与する治療である。脊髄損傷後の対麻痺に伴う両側下肢痙縮がもっともよい適応であるが、脳卒中後痙縮に ITB 療法を行うこともある。

●髄腔内バクロフェン（ITB）：intra-thecal baclofen

45 高次脳機能障害（評価）

ポイント

1. 高次脳機能障害は、脳損傷による認知機能もしくは精神機能の障害である。
2. 主な高次脳機能障害は、失語症、半側空間無視、記憶障害、注意障害、遂行機能障害、社会的行動障害である。
3. ひとりの患者が複数の「高次脳機能障害の症状」を呈することもある。

コツと注意点

　身体障害がなく高次脳機能障害だけを呈する患者の場合、外観上は「高次脳機能障害に罹患していること」がまったくわからないこともある（「**見えない障害**」である）。軽微な高次脳機能障害の場合は、日常生活動作（ADL）は自立しているが社会活動（復職、復学、家族との協調性をもった生活）に支障が生じる。患者自身が高次脳機能障害の存在に気付かないことも珍しくない。

ちょっと詳しく！

　高次脳機能障害は、**脳損傷を原因として生じる認知機能もしくは精神機能の障害**である。前頭葉損傷を原因とすることが多いが、その他の大脳皮質（頭頂葉、側頭葉、後頭葉）損傷もしくは大脳皮質下（視床など）損傷によっても出現しうる。若年者では頭部外傷（脳挫傷など）を原因とすることが多く、高齢者では脳卒中を原因とすることが多い。

　高次脳機能障害は、①責任病巣が明確である古典的高次脳機能障害（失語症、半側空間無視など）と、②大脳のいずれの部位か

88002-890 **JCOPY**

〈表：高次脳機能障害の各症状に対する評価方法〉（一般的な略語で示す）

症状	評価方法
失語症	標準失語症検査（SLTA）、西部失語症バッテリー（WAB）
半側空間無視	線分二等分試験、線分抹消試験、模写試験、行動性無視検査（BIT）
記憶障害	標準言語性対連合学習検査（S-PA）、三宅式記銘力検査、Benton 視覚記銘検査、Rivermead 行動記憶検査（RBMT）、Wechsler 記憶検査（WMS-R）
注意障害	TMT、PASAT、標準注意検査法（CAT）
遂行機能障害	Wisconsin カード分類テスト（WCST）、BADS、FAB

＊ SLTA (Standard Language Test of Aphasia)、WAB (Western Aphasia Battery)、BIT (Behavioural Inattention Test)、S-PA (Standard Verbal Paired-Associate Learning Test)、RBMT (Rivermead Behavioural Memory Test)、WMS-R (Wechsler Memory Scale-Revised)、TMT (Trail-Making Test)、PASAT (Paced Auditory Serial Addition Test)、CAT (Clinical Assessment for Attention)、WCST (Wisconsin Card Sorting Test)、BADS (Behavioural Assessment of the Dysexecutive Syndrome)、FAB (Frontal Assessment Battery)

障害されても出現しうる（広義の）高次脳機能障害（記憶障害、注意障害、遂行機能障害、社会的行動障害など）とに大別できる。2005 年に提案された厚生労働省による「高次脳機能障害の診断基準」では、①記憶障害、②注意障害、③遂行機能障害、④社会的行動障害（別項）が主たる 4 症状として挙げられている。

　失語症は、言語中枢の損傷による言語機能の障害を指す（別項）。半側空間無視としては、右頭頂葉（頭頂小葉）の損傷による左半側空間無視がよくみられる。記憶障害では「自分が経験したことを覚えていない」という**エピソード記憶の障害**がもっとも高頻度に認められる。注意障害があると「集中力の持続ができない」、「なんとなくぼんやりとしている」などの変化がみられる。遂行機能障害があると「仕事や作業の段取りが悪い」、「わずかなつまづきや失敗で混乱する」などが観察される。

　表として、高次脳機能障害の各症状に対する代表的な評価方法をまとめた。

46 高次脳機能障害（訓練）

ポイント

1. 記憶障害に対しては、メモリーノートの使用など外的補助手段の利用を試みる。
2. 注意障害や遂行機能障害に対しては、環境調整が重要である。
3. 左半側空間無視に対しては、左方向への注意を促すようにする。

コツと注意点

　高次脳機能障害には「階層性」があり、**より低次の高次脳機能障害が存在すると、それよりも高次の高次脳機能も障害される**。例えば、注意障害があると、それよりも高次な機能である記憶能、遂行機能、自己の気づき（理性）も障害されることとなる。よって、リハ訓練もより低次な高次脳機能からアプローチしていくのがよい。なお、記憶障害、注意障害、遂行機能障害がある場合には、器質性精神障害として精神障害者保健福祉手帳を申請することができる。

ちょっと詳しく！

　記憶障害を改善させるリハ訓練としては、**間隔伸張法**（情報を保持する時間を延ばしていく）、**視覚イメージ法**（視覚的イメージに置き換えて記憶する）、**PQRST法**が知られている。しかしながら記憶障害が残存してしまった場合には、**外的補助手段**を利用するのがよい。例えば、約束事や予定はノートやメモに書き込み、それをチェックするという習慣を身につける。タイマーやア

88002-890 **JCOPY**

ラームで予定の時間に気づくようにする、重要なことは紙に書いて目立つところに貼るなどの工夫も有効である。

　注意機能はあらゆる認知機能の基盤となるため、これの障害は他の認知機能の低下につながる。リハ訓練としては、抹消課題（新聞や雑誌の文章を読んで、決まった文字や記号を消していく）、パズル、間違い探しなどが試みられる。注意機能の改善に特化して開発された **attention process training** が行われることもある。環境調整として、静かで整理整頓された場所（パーテーションやカーテンで周囲との仕切りを作る）で作業や課題をさせるようにするのもよい。

　遂行機能障害は、「もっとも高次な」高次脳機能障害である。遂行機能障害があると、目標を設定すること、その目標を達成するための計画を立てること、計画を実行すること、計画の効率を高めること（間違いがあれば修正する）が困難となる。**ゴール・マネジメント訓練**（ゴールまでのプロセスを複数のステップに分けて、一段階ずつ実行していく）、問題解決訓練（計画遂行のどのプロセスに問題があるかを明らかにする）、タイムプレッシャーマネジメント（課題を時間内に完了させることができるように訓練する）、環境設定（患者を混乱させないために過剰な情報を与えない、過剰な業務を課さない、段階的に具体的な指示を与える）などで対処する。

　左半側空間無視に対しては、左方向への注意を促すことが重要である。そのためには、患者の右側から刺激を入れないようにする、動作中に左側への注意を促す声掛けをする（例えば、食事中に左側に置かれた物を摂食するように誘導する）、おのずと左側から刺激が入るようにする（例えば、テレビを患者の左側に置く、車椅子の左のブレーキだけ長くして目立つ色にする）のがよい。患者自身が自分の病状を理解して、その気づきのレベルを高める（左半側空間無視の存在をより強く意識させる）ようにすることも重要である。

47 社会的行動障害

ポイント

1. 社会的行動障害には、アパシー、脱抑制（易怒性）、易疲労性、病識の欠如、性格変化などがある。
2. 症状としての社会的行動障害を診断する際には、病前の性格・精神状態・行動スタイルを確認する。
3. 脱抑制による興奮性が目立つ場合には、抗精神病薬を投与することもある。

コツと注意点

　ヒトの脳においてもっとも高次な機能は、感情（喜怒哀楽）のコントロール、状況判断、意欲・発動性、忍耐、理性、共感の心などである。前頭葉などの障害によってこれらの「もっとも高次な脳機能」が障害されると、社会的行動障害が出現する。軽微な社会的行動障害として、「人の気持ちがわからない」、「空気が読めない（状況判断ができない）」、「周囲と協調できない」ようになることがある。

ちょっと詳しく！

　社会的行動障害は記憶障害、注意障害、遂行機能障害と並んで、**高次脳機能障害**の４大症状のひとつである。社会的行動障害は、脳卒中や頭部外傷による**前頭葉損傷**を原因とすることが多いが、大脳のその他の部位の損傷によっても出現しうる。社会的行動障害としては、**アパシー**（意欲発動性の低下）、**脱抑制、易疲労性**（認知課題によって容易に脳が疲れるようになり、集中力が持続しなくなる）、**病識の欠如、性格変化**（対人関係の障害、

88002-890 JCOPY

依存的行動、固執など）がある。

アパシーは「**やる気スコア**」の点数に基づいてその診断をすることができるが、他の社会的行動障害には確固たる診断スケールが存在しないため、臨床的な観察所見のみによってその診断を下すことになる。その際には、脳卒中発症前・頭部外傷受傷前の性格・精神状態・行動スタイルを確認し、現状と比較することが重要である（脳損傷を原因として出現している症状なのか、もともとの性格・精神的な問題点であるのかの鑑別は、必ずしも容易ではない）。

アパシーに対しては、行動開始の合図を与えたり、ノルアドレナリン系薬物（セロトニン・ノルアドレナリン再取り込み阻害薬など）を投与したりする。

脱抑制による**アンガーバースト**（我慢ができなくなって、興奮状態となり暴力的行動をとること。いわゆる「キレた」状態）を予防するためには、**認知的アプローチ**（バーストの原因となる状況を認識させる、バーストが起こす負の影響とバーストを堪えることによる正の影響を理解させる）と、**行動的アプローチ**（バーストが起こりそうになればその場を立ち去ったり深呼吸する癖を学習させる、バーストを堪えたときには自分にご褒美を与える）とがある。これらのアプローチが著効しない場合には、リスペリドン、クエチアピン、ハロペリドールなどの抗精神病薬を投与することもある。mood stabilizer の効果も併せもつバルプロ酸や抑肝散の投与を試みるのもよい。

易疲労性に対しては、過密なスケジュールは避けて十分な休息時間を確保するのがよい。易疲労性があると「なまけている、やる気がない」ように見えるが、これは脳損傷による症状であることを忘れてはならない。

病識の欠如に対しては、患者自身が自らの問題点に「気づく」ことができるようにアプローチしていくとよい（患者の「気づき」を改善させる）。

ポイント

1. 運転再開には、一定レベル以上の運動機能、視覚・聴覚機能、注意機能などの認知機能が必要である。
2. 医療施設では、脳卒中ドライバーのスクリーニング評価（SDSA）とドライブシミュレーターによる評価を行う。
3. 最終的な判断は、公安委員会における適性検査・適性相談によって下される。

コツと注意点

　運転能力の評価結果に基づいて医療施設で「自動車運転の再開は難しい」旨を患者に説明しても、患者が自己判断で（医療者の説明を無視して）運転をしてしまうことがある。運転免許の更新時においては「脳卒中の既往の有無」が問われるようになったが、現状の制度では「脳損傷発症・受傷から免許更新までの期間」には、法的なチェック力が十分には機能していない。

ちょっと詳しく！

　脳損傷後における自動車運転再開については、その可否をリハ科スタッフが慎重に判断しなくてはならない。自動車運転を再開するためには、一定レベル以上の運動機能（上肢でハンドルや方向指示器を操作する、下肢でアクセルやブレーキペダルを操作する）、視覚・聴覚機能（周囲の状況を広く認識する）、認知機能（交通法規を記憶している、即座に状況判断ができる、周囲との位置関係を把握できる）が保たれている必要がある。

　自動車運転再開能力の有無については、まずは医療施設が評価

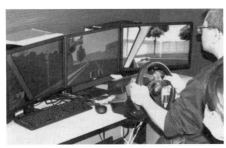

〈図：ドライブシミュレーターによる評価〉

を行う。医療施設では、①運動機能（麻痺）、視覚・聴覚機能（視野障害、半側空間無視）、認知機能（記憶障害、注意障害、視空間認知障害）の評価、② SDSA、③ドライブシミュレーターによる評価（図）を順に進めていく。注意機能の評価には TMT が有用であり、視空間認知機能の評価には Rey-Osterrieth の複雑図形検査を用いる。SDSA は机上の評価方法であり注意機能、遂行機能、視空間認知機能などが評価される。ドライブシミュレーターは訓練装置として用いることもでき、これを繰り返し行うことで患者自身が自己の障害（問題点）や運転特性（悪い癖）に気づくこともある。

　これらの結果をふまえて医師は、「医師による診断書」を記載、患者はそれを持って公安委員会に行き、そこで適性検査・適性相談を受ける。可能であれば公安委員会に行く前に指定自動車教習所での実車教習を受けることが望ましい。ひとたび運転再開は困難と判定された場合であっても、その後に問題点を改善するためのリハ訓練（例えば、注意障害に対する認知訓練）を行うことで運転能力が改善されることもある。

●TMT：Trail-Making Test
●脳卒中ドライバーのスクリーニング評価（SDSA）：Stroke Drivers' Screening Assessment

49 認知症

1. 認知症に対してリハ訓練を行うことによって、周辺症状の改善、日常生活動作（ADL）の向上、認知機能の短期的改善が期待できる。
2. 長期入院高齢患者や自宅での引きこもり高齢者に対しては、積極的に認知刺激を与えるようにする。
3. 認知症患者を介護する家族に対するサポートも行う。

コツと注意点

　認知症患者に対する新しい介護・看護コンセプトとして**ユマニチュード**がある。これは、患者の人間らしさを尊重して「（医療スタッフが）患者を大切に思っている」ことを患者に伝えながらケアを行うというものである。このコンセプトでは「患者の顔を見つめること」、「患者に声をかけること」、「患者に優しく触れること」、「患者の立位時間を延長すること」が重んじられる。これにより問題行動の減少、会話量の増加、身体活動性の向上が期待できる。

ちょっと詳しく！

　アルツハイマー病や血管性認知症では、内科的治療にもかかわらず徐々に認知機能が低下していくことが多い。しかしながら、リハ訓練を適切に行うことで、周辺症状（せん妄、興奮、不眠など）の改善や ADL の向上がみられる。中核症状である記憶障害については、短期的な改善のみが期待できる。認知症に対するリハ訓練としては、認知刺激療法、回想法、運動療法、音楽療法な

どが知られている。

認知刺激療法として、脳に認知刺激を与えることは重要である。言語や数字を使ったゲームや簡単な計算を通じて脳に認知刺激を与えたり、医療スタッフが現在の日時や居場所を繰り返して問うことでそれを意識させる（現実見当識訓練）のがよい。人物の顔と名前を組み合わせて記憶させるなどの記憶課題を試みるのもよい。長期入院高齢患者や自宅での引きこもり高齢者では、認知刺激の少なさを原因として認知機能が低下することがある（cognitive frailty）。このような患者に対しては、認知機能低下予防のために積極的に認知刺激を与えるようにする。

回想法とは、比較的保たれる昔の記憶を手掛かりにして、患者自身に自分史を構築させることで精神的な安定を図る治療である。実際には昔の写真を見せたりしながら、過去の思い出や経験を患者自身に語らせるようにする。

運動療法、特に有酸素運動によって脳由来神経栄養因子（BDNF）の脳内濃度が高まり、認知機能に好影響が及ぼされる。しりとりなどの認知課題と同時に簡単な身体活動（ステップなど）を行うという「**コグニサイズ**」というプログラムが本邦で考案されているが、これによって認知機能の増悪が予防できるとの報告がある。

患者に音楽を聞かせる**音楽療法**によって、認知機能の賦活や情動面での安定が得られる。

認知症の場合はその介護が長期にわたるため、患者を介護する家族に対するサポートも重要となる。患者家族に対する心理的サポート、患者ケアのためのスキル訓練提供（コミュニケーションの方法など）、社会資源利用の指導などを行うのがよい。

認知症の修正可能な危険因子（modifiable risk factor）としては身体不活動、社会的孤立、うつ状態、喫煙、肥満、難聴などがある。よって、これらを積極的に是正することも重要である。

●脳由来神経栄養因子（BDNF）：brain-derived neurotrophic factor

50 Parkinson 病

1. Parkinson 病（PD）患者にリハ訓練を行う目的は、二次的な廃用性変化の予防と日常生活動作（ADL）の維持である。
2. 病状の変化（増悪）に合わせて、リハ訓練の内容も変化させる。
3. すくみ足に対しては、聴覚的もしくは視覚的な cueing が有用である。

コツと注意点

　神経難病である PD では、さまざまな投薬や脳神経外科的手術によってその症状増悪の速度を緩めることができるが、やはり多くの場合では時間経過とともに神経症状が増悪する。リハ訓練は神経症状の増悪を食い止めることはできないが、長期的にリハ訓練を行うことによって身体活動性低下に伴う廃用性変化を予防することや、ADL を維持することは十分に可能である。

ちょっと詳しく！

　PD は 50〜70 歳代で発症する原因不明の神経難病である。中脳黒質から線条体にいたるドパミンニューロンの変性が主たる病変であり、錐体外路系の機能が障害される。主症状（四徴）は、**安静時振戦**（いずれか一側の上肢から出現することが多い）、**固縮**、**無動**、**姿勢調節障害**である。前傾前屈姿勢、小刻み歩行、すくみ足、嚥下障害、声量低下、認知機能低下、抑うつ、起立性低血圧などもみられる。重症度評価には **Hoehn-Yahr 分類**（Ⅰ〜

《表：Hoehn-Yahr 分類に沿ったリハ訓練プログラム》

Hoehn-Yahr 分類	行うべきリハ訓練
Ⅰ度（症状は一側性）	四肢体幹の筋力増強訓練、ストレッチ、姿勢矯正、バランス訓練、歩行訓練、心肺持久力訓練
Ⅱ度（症状は両側性）	
Ⅲ度（姿勢調節障害があるが、ひとりでの生活は可能）	基本動作（坐位保持、立位保持など）訓練、歩行訓練、ADL 訓練
Ⅳ度（歩けるが、ひとりでの生活は困難）	
Ⅴ度（車椅子/ベッド上生活）	体位変換（じょく瘡予防）、関節可動域（ROM）訓練、呼吸訓練（排痰訓練など）

Ⅴ度。Ⅴ度が最重症）が頻用される。治療薬としてレボドパやドパミンアゴニストが投与されるが、薬物コントロールが困難になれば脳深部刺激（DBS）の導入が考慮される。

　PD に対するリハ訓練は、**二次的な廃用性変化の予防**と **ADLの維持**を目的とする。病状の進行に合わせてリハ訓練の内容を変化させていくことが重要である。歩行障害が出現してきたら歩行訓練と ADL 訓練に重点をおき、活動性の制限が著しくなれば廃用性変化の予防に重点をおく。表として Hoehn-Yahr 分類にそったリハ訓練プログラムを示す。**wearing-off 現象**がみられる場合には、on のとき（薬が効いており、動きがよいとき）にリハ訓練を行うようにする。嚥下障害や声量低下（発話明瞭度低下）に対するリハ訓練を行うこともある。

　すくみ足（歩行時に一歩目が出せない）に対しては、**聴覚的もしくは視覚的 cueing** を試みるのがよい。聴覚的 cueing としては、1、2、3とかけ声をかけながら、またはメトロノームの音を聞かせながら歩行訓練を行う。視覚的 cueing としては、床面にひいた横線（テープを床に貼ったりする）をまたぐように患者を歩かせる。

● Parkinson 病（PD）：Parkinson's disease
● 脳深部刺激（DBS）：deep brain stimulation

51　脊髄小脳変性症

ポイント

1. 脊髄小脳変性症（SCD）では、病状の変化に合わせて訓練の内容も変化させていく。
2. 歩行訓練、バランス訓練（転倒予防）、発声訓練、嚥下訓練を行う。
3. 運動失調に対しては、重錘負荷を用いた訓練を行う。

コツと注意点

　神経難病である SCD は、いずれのタイプであっても数年間以上をかけて、神経症状が徐々に増悪していく。特に歩行障害、構音障害、嚥下障害の増悪が目立つことが多く、これによって日常生活動作（ADL）および人生の質（QOL）も低下する。よって、自主訓練の指導や環境調整を含めた長期的な支援体制の確立が重要となる。

ちょっと詳しく！

　SCD は小脳や脊髄が進行性に障害される疾患であり、2/3 が孤発性で 1/3 が遺伝性である。遺伝子診断によって 30 以上の病型に分類される。遺伝子異常として、**3 塩基 CAG 繰り返し配列の異常伸張**がみられる（その繰り返し数が多いほど、発症年齢が低くなる）。

　症状としては**運動失調**が中核であり、多くの場合では**歩行障害（バランス障害）**で発症し、その後に四肢の運動失調、構音障害、嚥下障害が出現する。パーキンソニズム、自律神経障害（起立性低血圧、排尿障害）などを合併することもある。重症度評価には、

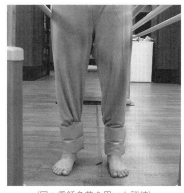

〈図：重錘負荷を用いた訓練〉

ICARS や SARA が用いられる。

　リハ訓練は、病状の変化（増悪）に合わせてその内容を変化させていく。歩行が可能なうちは**転倒予防**に重点をおき、歩行訓練、立位でのバランス訓練、下肢の筋力増強訓練などを行う。歩行が困難となれば、坐位でのバランス訓練や車椅子への移乗訓練などを行う。四つ這いでの移動を訓練するのもよい。運動失調に対するリハ訓練として、**重錘負荷を用いた訓練**（四肢の末梢部に数百 g の重錘を装着して行う）（図）や弾性緊縛帯を用いた訓練を行う。構音障害に対しては、発話速度を遅くして音節を区切って、安定した姿勢で話すように指導する。嚥下障害がある場合には、摂食姿勢の調整（頚部屈曲による chin down）や食物・飲物へのとろみ付加を行う。経過が長い疾患であるため、これらのリハ訓練は自主訓練として指導していく。

●脊髄小脳変性症（SCD）：spinocerebellar degeneration
●ICARS：International Cooperative Ataxia Rating Scale
●SARA：Scale for the Assessment and Rating of Ataxia

52 多発性硬化症

ポイント

1. 病巣部位によって症状が異なるため、症状に応じたリハ訓練を行う。
2. 易疲労性に留意したうえで、リハ訓練などのスケジュールを立案する。
3. リハ訓練中は、体温が上昇しないように配慮する。

コツと注意点

多発性硬化症（MS）によくみられる症状として、**易疲労性**がある。これは、脳の器質的変化による「中枢性疲労（疲労を大脳が過剰に認識してしまう）」であると考えられている。よって、リハ訓練を行う際には短時間かつ頻回の負荷として、適宜で（小刻みに）休憩をとるようにする。また、エネルギーの消費を最小限に抑えて日常生活動作（ADL）を行えるように指導する。疲れやすいことを理由に不活動となり、廃用性変化が生じうることにも注意する。

ちょっと詳しく！

MS は、**中枢神経組織の脱髄性炎症性疾患**であり、自己免疫機序によってミエリンが障害される。20 〜 30 歳代の若い女性に好発し、高緯度地域の欧米人に多い。

空間的・時間的多発性が MS の特徴であり、大脳、脳幹、小脳、脊髄などに脱髄病巣が出現、多くの患者では再発する。症状は病巣部位によって異なるが、大脳病変では運動障害や感覚障害が、脳幹病変や小脳病変では複視や失調が、脊髄病変では対麻痺や排尿障害が出現する。Lhermitte 徴候（頚部前屈で背中に痛み

88002-890 JCOPY

が出現する）や有痛性強直性痙攣（痛みを伴う手足の強直）がみられることもある。MRI-T2 像で高信号域もしくは T1 像でガドリニウム増強像が、髄液検査ではオリゴクローナルバンドの出現やミエリン塩基性蛋白の増加が確認される。急性期にはステロイドパルス療法、再発予防にはインターフェロン β、フィンゴリモド、ナタリズマブなどを投与する。

　リハ訓練としては、急性期は炎症症状を鎮静化させるために受動的な訓練にとどめる。麻痺に対しては（急性期以後に）関節可動域（ROM）訓練から筋力増強訓練、立位歩行訓練へと進めていく（易疲労性を考慮して、**低強度の訓練を反復する**のがよい）。失調症状が目立つ場合には、バランス訓練も積極的に行う。歩行の安定化のために種々の杖（上肢の筋力が弱い場合や運動失調がある場合にはロフストランド杖）や歩行器を用いるのもよい。麻痺が痙縮を合併した場合には、ボツリヌス毒素療法を検討する。生活期においては、耐久性を高めるために有酸素運動を定期的に行うとよい（これによって易疲労性の改善も期待できる）。疼痛や異常感覚の訴えがある場合には、これらの緩和を目的としてストレッチ運動、リラクセーション、寒冷療法などを行う。

　MS に特徴的な症状として **Uhthoff 徴候**がある。これは、体温上昇に伴って脱髄部分の神経伝導障害が増強され、神経症状が増悪するというものである。よって、MS 患者においてはリハ訓練中はもちろんのこと、日ごろから体温が上昇しないように配慮する必要がある。エアコンによる室内温度調整などの環境調整を行うとともに、運動を長時間続けることで体温が上がらないように注意する。ホットパックなどの温熱療法は MS には禁忌である。精神的ストレスが再発を助長するため、余暇活動を勧めるなどスケジュールに余裕のある生活スタイルを指導するとよい。

● 多発性硬化症（MS）：multiple sclerosis

基礎知識
内科疾患
外科疾患
脳神経
整形・形成
小児
全科共通

53 Guillain-Barré 症候群

ポイント

1. 急性期は、受動的な訓練にとどめて、筋力増強訓練は行わないようにする。
2. 筋力増強訓練は、低負荷の多数回反復訓練として、オーバーユースを避けるようにして進める。
3. 呼吸障害を合併した場合には、排痰訓練などの呼吸訓練を行う。

コツと注意点

　Guillain-Barré 症候群（GBS）の運動障害（麻痺）は、数ヵ月間〜2年間以上という長い時間をかけて回復を示すことが少なくない（発症から1年間が経過した後も回復が続くことがある）。よって GBS に対しては、回復期リハ病棟退院後においても外来リハや訪問リハを利用しながら、できるだけ積極的にリハ訓練を行うことが勧められる。

ちょっと詳しく！

　GBS は、末梢運動神経の多発性脱髄性疾患であり、Campylobacter jejuni などの感染後に出現する**抗ガングリオシド抗体**（抗 GM1 抗体など）がその病因となる。先行感染（急性胃腸炎や感冒様症状）に続いて、左右対称性の弛緩性麻痺（腱反射の消失を伴う）が数日間の経過で上行性に四肢に広がる。呼吸筋障害（人工呼吸器管理を要することもある）や球症状を呈することもある。脳脊髄の画像検査では異常を示さないが、髄液検査で特徴的な**蛋白細胞解離**（細胞数は正常範囲内であるが、蛋白濃

度が高まる）がみられ、筋電図ではF波の潜時延長・消失や伝導ブロックが認められる（神経根の障害が示唆される）。内科的治療として、ガンマグロブリン大量静注や血漿交換が行われる（ステロイド投与は推奨されない）。

リハ訓練については、急性期は体位変換、良肢位保持、関節可動域（ROM）訓練などの受動的な訓練にとどめて、筋力増強訓練は行わないようにする（発症早期に過剰な筋力増強訓練を行うと、運動機能予後が不良となる）。麻痺が回復を示してくれば筋力増強訓練など能動的訓練の比率を高めていく。ただしGBS患者では、**低強度の短時間訓練を頻回に繰り返す**ようにして、**オーバーユース**を避けるようにする（オーバーユースによって**過用性筋力低下**が生じる。オーバーユースが末梢神経軸索障害の回復を遅らせるとの意見もある）。筋力低下は、四肢の遠位部に目立つことが多いため、手指の拘縮予防訓練や自助具（柄の太いスプーンなど）の使用訓練を積極的に進めていく。下垂足（足関節の背屈障害）が残存した場合には、短下肢装具（SLB）を処する。

呼吸不全を合併した場合には、呼吸筋の筋力増強訓練、排痰訓練、胸郭ストレッチなどの呼吸訓練を行う。人工呼吸器管理となった場合は、肺活量の改善に合わせてウィーニング（呼吸器からの離脱）を進めていく。

嚥下障害がみられた場合には、食形態を適宜で変更しながら段階的摂取訓練を進めていく。摂食姿勢を調整することも有用である。GBSでは、咳嗽力が低下している（誤嚥物を排出する力が弱い）患者が多いことにも留意する。

筋力が回復した患者においても、生活期以後に強い疲労感（易疲労性）を自覚することが少なくない。そのような患者については、有酸素運動が有効との報告がある。

● Guillain-Barré 症候群（GBS）：Guillain-Barré syndrome

54 筋萎縮性側索硬化症

ポイント

1. 過剰な筋力増強訓練は、筋力を低下させてしまう可能性がある。
2. 呼吸不全が出現する前から、排痰訓練、咳訓練、胸郭可動性を維持する訓練などの呼吸訓練を開始しておく。
3. 文字盤や IT 装置の使用など代替コミュニケーション手段を確立する。

コツと注意点

筋萎縮性側索硬化症（ALS）では、経過中に呼吸不全や嚥下障害が必発する。よって、そのような症状が出現する前に advance care planning として、治療方針に関する患者自身の考え・希望（人工呼吸器を装着するか？胃瘻による経管栄養を導入するか？）をあらかじめ確認しておくのがよい。本邦の場合、人工呼吸器を装着する患者の割合は約 30% であり、欧米よりも高頻度となっている。

ちょっと詳しく！

ALS は、上位運動ニューロンと下位運動ニューロンの両者が進行性に変性脱落する神経難病である。原因不明の孤発例が大部分を占める。

症状としては、筋力低下、筋萎縮、腱反射亢進、病的反射出現、線維束攣縮、球麻痺（構音障害、嚥下障害）などがみられるが、上肢遠位部の筋力低下で初発することが多い。経過中に、呼吸筋障害による呼吸不全が出現してくる。一方で、眼球運動障

88002-890 JCOPY

基礎知識

内科疾患

外科疾患

脳神経

整形・形成

小児

全科共通

害、膀胱直腸障害、感覚障害、じょく瘡がみられることはまれである。大多数の患者（80％以上）では認知機能は障害されない。筋電図検査で、特徴的な脱神経所見（陽性棘波、運動単位の振幅増大、安静時の線維束性収縮電位など）がみられる（脳脊髄の画像検査では、異常がみられない）。**リルゾール**やエダラボンの投与によって多少は進行を抑制することができるが、本疾患の進行を完全に止める根治的治療はない。

リハ訓練として、発症後早期には関節可動域（ROM）訓練やストレッチと合わせて、四肢の筋力増強訓練を行う。ただし、過剰な（強度が高い）筋力増強訓練は逆に筋力を低下させる可能性があることに注意する。症状の進行に合わせて、坐位保持訓練、車椅子乗車訓練、（ベッド上での）体位変換なども行う。

排痰訓練、咳訓練、胸郭可動性の維持訓練などはできるだけ早期から開始しておくのがよいが、肺活量の減少、動脈血酸素飽和度の低下、二酸化炭素分圧の上昇（45Torr 以上）がみられるようになれば、人工呼吸器を導入する。まずは**非侵襲的陽圧換気（NPPV）**を導入するが、人工呼吸器の使用時間が 12 時間/日以上になったり気管への唾液流入が目立ってくれば**気管切開下陽圧換気（TPPV）**へ移行する。

発声・発語が困難となれば、**代替コミュニケーション手段**の獲得を訓練する。代替コミュニケーション手段としては、透明なアクリル性文字盤を用いて視線で意思を伝達する方法（随意的な眼球運動は障害されないため）や、わずかな手指の動きで文字入力する IT 装置を用いる方法などがある。誤嚥が目立つ場合には胃瘻を造設する（呼吸不全が生じる前に造設するとよい）。

- 筋萎縮性側索硬化症（ALS）：amyotrophic lateral sclerosis
- 非侵襲的陽圧換気（NPPV）：non-invasive positive pressure ventilation
- 気管切開下陽圧換気（TPPV）：tracheostomy positive pressure ventilation

55 末梢性顔面神経麻痺

1. 柳原法で重症度を評価する。
2. リハ訓練の目的は、表情筋の拘縮予防と異常共同運動の出現予防である。
3. 発症後早期は、過度な表情筋の動きは避けて、筋伸張マッサージを実施・指導する。

コツと注意点

　顔面神経麻痺の発症後早期に顔面筋を過剰に収縮させると、再生した神経が誤った筋支配（迷入再生による**神経過誤支配**）をするようになって、結果的に発症 3～4 ヵ月後における**異常共同運動**の出現につながる。よって、発症後一定の期間は、顔面の粗大な運動の反復、（随意運動による）顔面筋の筋力増強訓練、低周波電気刺激などは避けるようにする。末梢性顔面神経麻痺のリハ訓練は、言語聴覚士（ST）が担当することが多い。

ちょっと詳しく！

　末梢性顔面神経麻痺は、特発性顔面神経麻痺（Bell 麻痺。全体の約 70％を占める）と Ramsay-Hunt 症候群（水痘帯状疱疹ウイルスによる。耳周辺に発赤や水疱がみられる。約 10％を占める）が大半を占める。
　典型的には、（上方を見たときに）前額部に片側だけ皺がよらない（これが中枢性顔面神経麻痺との鑑別点になる。左右の眉毛の高さが異なる）、目を閉じることができない（角膜が乾燥する）、口角の動きが悪くなって（イーと言っても口角が外側に動かない）

口角が下がる（そこから食物がこぼれる）、法令線や鼻唇溝が浅くなるなどの症状がみられる。発症は比較的急激であり、鏡を見て初めて気づいたり、他人に指摘されて気づいたりすることが多い。重症度評価には、**柳原法**（40 点法。健常であれば 40 点）が頻用される。治療として、発症後早期にステロイド剤や抗ウイルス剤の投与が行われる。顔面神経減荷術（骨性の顔面神経管を開放して、厚い神経鞘を切開する）が施行されることもある。低周波電気刺激は、行わないほうがよい。

　リハ訓練としては、発症後数ヵ月間は過度な表情筋収縮を回避するように指導したうえで、**顔面筋の筋伸張マッサージ**（開眼させるように、口唇を側方へ伸ばすようにゆっくりと軽くマッサージする）を実施もしくは指導する。すなわち、（異常共同運動の出現を予防するために）顔面神経の活動性を極力抑えたうえで、表情筋の拘縮を予防することを目指す。マッサージの時間は 1 回は 20 秒ほどでよいが、それを頻回に行うようにする。発症後 1～2 週間は、（微小循環の改善目的で）蒸しタオルなどで麻痺した顔面筋を温めるのもよい。回復期以後には、鏡を用いたバイオフィードバック訓練を行うこともある。

　再生神経による神経過誤支配が生じてしまうと、異常共同運動（口をすぼめると目が閉じる、強く目を閉じると口角が外側に偏位する、唾液が出るときに涙も出る**ワニの涙現象**など）が出現する。異常共同運動が心理的ストレスとなる場合や顔面神経麻痺が 1 年間以上残存した場合には、形成外科手術（筋肉移植術、眉毛や頬を挙上する手術など）の施行を検討するのがよい。

　顔面神経麻痺の重症度評価に、電気生理学的検査である electroneuronography（電気刺激に対する眼輪筋の電位を評価）や blink reflex（下眼瞼の筋収縮を評価）が用いられることがあるが、これらの所見から予後を予測できるとの意見もある。

56 精神疾患

ポイント

1. 精神疾患に対するリハ医療は、「生活のしやすさ」を取り戻すことを目的とする。
2. 患者本人にリハ訓練の必要性を理解させて、患者の意欲や動機を高めるようにする。
3. 精神障害作業療法や social skills training を行う。

コツと注意点

　最近、統合失調症などの精神疾患領域では、「精神障害のある人それぞれが（障害とうまく付き合いながら）自分が求める生き方を主体的に追及する」という意味で「**リカバリー（recovery）**」という語が用いられている。リカバリーを実現するためには、精神障害の残存にかかわらず患者が「こういう生活をしたい」という希望・夢をもち、そのような患者の思いを周囲が支えていかなければならない。リカバリーの結果として、（疾患による制限を受けながらも）患者が世に貢献できる力があることに気づく、人生に意味を見出すことが期待される。

ちょっと詳しく！

　統合失調症、うつ病、知的障害（成人患者）に対するリハ医療は、疾患の治療（症状の改善。医療モデル）よりも、日常生活・社会生活の向上（生活のしやすさを取り戻す。生活モデル）に重点が置かれる。すなわち、精神障害者に対するリハ医療では、「**患者が望む生活の姿（生活スタイル、生活リズム）を実現させること**」、「**患者の社会への再参加を促すこと**」を目標として、リハ科

療法士が（患者と共に歩む支え手として）患者をサポートしていくことが求められる。

　精神疾患に対するリハ医療では、患者本人にリハ訓練の必要性を理解させて、目標を目指す意欲・動機を高めていくことが重要である。周囲が先回りするよりも、患者本人がやりたいこと（目標）をみつけて、それを自分の力で達成できるようにサポートしていく。

　リハ訓練の種類としては、**精神障害作業療法**、social skills training、生活指導、心理教育などがある。精神障害作業療法では、身体や手先を動かす作業（手芸、陶芸、絵画、農作業など）を通じて症状の安定や、日常生活能力・職業能力・社会的適応能力の習得を目指す。social skills training では、実際の場面を想定したうえで（ロールプレイで）日常生活や対人場面における対処方法を集団で訓練する。対人関係や集団活動に慣れるためにデイケアを利用するのもよい。一般的に、これらのリハ訓練は作業療法士（OT）によって集団訓練として提供されることが多い（**精神科集団作業療法**。社会への再参加を念頭においた場合、集団訓練が重要となる）。

　精神疾患に対しては、有酸素運動などの運動療法の有用性も確認されている。例えば、統合失調症患者が運動療法を行うことで、身体機能と人生の質（QOL）が向上し陰性症状が改善する。うつ病患者に対しては、運動療法は抗うつ作用を示す。

　就労を目指す場合には、就労移行施設（就労に必要な知識や能力を訓練する、適性に応じて職場探しをする）、就労継続支援施設（仕事を通じて社会適応能力を訓練する）、障害者就労支援センター（障害者が地域で就労することを支援する）、障害者職業センター（各都道府県に1施設あり、職業相談、職業準備訓練、ジョブコーチによる職場適応支援などを行う）などを利用するとよい。精神障害患者を「**入院医療中心から地域生活中心へ**」と移行させていくことが重要である。

基礎知識
内科疾患
外科疾患
脳神経
整形・形成
小児
全科共通

ポイント

1. 非転位型骨折に対しては骨接合術、転移型骨折に対しては人工骨頭置換術が行われることが多い。
2. 早期離床訓練および早期歩行訓練を進めていく。
3. 深部静脈血栓症（DVT）の合併に注意する。

コツと注意点

　手術を施行された患者では、早期からリハ訓練を開始する。訓練を進める過程では、健側下肢の廃用性変化（関節拘縮や筋力低下）を予防するための訓練も行う。大腿骨頸部骨折の患者は高齢者が多く、術後における過剰な安静臥床が誤嚥性肺炎や認知症の発生につながる可能性があることに留意する。大腿骨頸部骨折受傷後1年以内の死亡率は、一般高齢者の3倍である。

ちょっと詳しく！

　大腿骨頸部骨折は、転倒を原因として生じることが多く、高齢女性に好発する。骨粗鬆症が基盤にあることが多い。受傷後は股関節の疼痛が出現して、起立および歩行が不可能となる。大腿骨頸部骨折は、X線検査で診断可能であり、X線検査所見に基づくGarden分類によってステージⅠ～Ⅳに分けられる。
　治療は手術療法が原則である。Garden分類に基づいて手術が選択されることが多く、転位がない骨折（Garden分類ステージⅠもしくはⅡ）の場合は骨接合術（cannulated cancellous screwやHanssonピン）が施行され、転位がある骨折（Garden分類ステージⅢもしくはⅣ）の場合は人工骨頭置換術が施行され

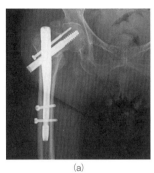 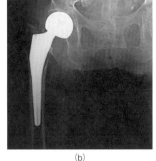

|(a)|(b)|

〈図：骨接合術（a）と人工骨頭置換術（b）〉

基礎知識
内科疾患
外科疾患
脳神経
整形・形成
小児
全科共通

る（図）。手術は、受傷後可及的早期に行うのがよい。

　大腿骨頚部骨折の術後は、できるだけ早期から訓練を開始する。足関節の背屈・底屈自動運動は、手術直後から開始してもよい。手術翌日に端坐位をとらせ（場合によっては車椅子に乗せ）、股関節の関節可動域（ROM）訓練も始める。次いで、平行棒内立位・歩行訓練、歩行器歩行訓練、T字杖歩行訓練へと順次進めていく。

　術後早期に多い合併症として、（下肢の不動による）DVT がある（放置すると肺塞栓症の危険性が高まる）。よって、術後早期においては、定期的に血中 D ダイマー濃度を測定しながら、異常高値がみられた場合には下肢造影 CT もしくは下肢エコー検査で DVT の有無を精査する（血中 D ダイマーが高値であっても、必ずしも DVT が存在するとは限らない）。術後早期に限って抗凝固薬を投与するのもよい。

　受傷から手術までの待機時間がある場合には、その間に両側足関節の自動運動、健側下肢と両側上肢の筋力増強訓練、呼吸訓練（排痰訓練など）を行う。

ポイント

1. 股関節外転筋である中殿筋の筋力増強訓練を指導する。
2. 正座やあぐらを避けるように指導して、洋式の生活を勧める。
3. 病側股関節の拘縮により、脚長差（病側が短くなる）が生じることがある。

コツと注意点

　（変形性膝関節症にも当てはまることであるが）慢性的な関節障害（関節症）の増悪を抑えるためには、その関節運動に関与する筋肉を鍛えることが重要である。関節運動に関与する筋肉を鍛えるためには、より多くの筋線維に強い刺激を与える等張性運動（関節の動きを伴う運動）が勧められるが、関節運動によって疼痛が生じる場合や、関節病変がすでに重症である場合には等尺性運動（関節の動きを伴わない運動）を行うのがよい。

ちょっと詳しく！

　変形性股関節症は、股関節の関節軟骨の退行性変化（変性と摩耗）から、股関節の関節破壊や変形にいたる疾患である。寛骨臼形成不全や股関節亜脱臼の既往がある人に発生しやすく、40〜50歳以上の女性にみられやすい。

　運動開始時における（病側）鼠径部の疼痛から初発する。その後に疼痛が持続性になり、関節可動域（ROM）の制限が生じ、ついには脚長差や跛行を呈するようになる。股関節外転筋の筋力低下を生じることが多く、それを示唆する所見として

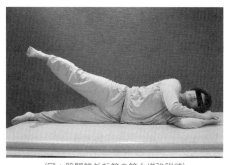
〈図：股関節外転筋の筋力増強訓練〉

Trendelenburg 徴候が陽性（患側で片脚立ちをしたとき、健側骨盤が沈下して体幹が患側に傾く）となる。X 線検査で関節裂隙の狭小化、臼蓋や骨頭荷重部の骨硬化像、骨頭の変形などがみられる。

保存期（疼痛や歩行障害が軽度で、手術を必要としない軽症）患者に対しては、股関節外転筋である**中殿筋の筋力増強訓練**を自主訓練として指導する。側臥位で股関節を外転する（挙上する）訓練や背臥位でゴムベルトで抵抗をかける（両足を開くようにする）訓練などが推奨される（図）。病側下肢全体の筋力を増強するために（病側下肢での）片脚スクワットを行うのもよい（可能であれば、立位歩行時に骨盤を水平に保つように指導する）。

股関節に負荷をかけない生活指導として、**正座やあぐらを避ける**ように指示する。さらには（床や畳には座らずに）椅子を使う、ベッドで寝る、洋式トイレを使うなど洋式の生活を勧めると股関節への負荷が軽減される。

進行すると股関節の屈曲・内転・外旋拘縮から**病側下肢の（見かけ上の）短縮（脚長差）**が生じることがある。そのような場合は、補高靴や足底装具で脚長差を修正するのがよい。

59 変形性股関節症 (手術患者)

ポイント

1. 手術翌日から股関節の関節可動域（ROM）訓練、大腿四頭筋の筋力増強訓練などを開始する。
2. 後方アプローチでは股関節屈曲が、前方アプローチでは股関節伸展が脱臼肢位となる。
3. 脱臼を避けるための生活指導を十分に行う。

コツと注意点

　人工股関節全置換術（THA）の適応は「高度な疼痛や高度な関節変形・破壊があり、歩行障害が顕著な場合」である。術後は脱臼肢位に十分留意するべきであるが、股関節運動に関係する筋肉（特に**股関節外転筋**）の筋力を高めることでその危険性は低下する。脱臼予防の指導においては、患者が過度な恐怖心を抱かないように（それによって身体活動が制限されないように）配慮するのがよい。

ちょっと詳しく！

　変形性股関節症の場合、THA が行われる（図）。これによって局所疼痛の軽減、股関節 ROM の拡大、脚長の補正、歩行能力の改善が期待できる。

　術後は手術直後から足関節の底背屈運動を開始する（深部静脈血栓症〔DVT〕の発症を予防するため）。手術翌日には端坐位を試み、殿部挙上による股関節伸展筋の筋力増強訓練、股関節外転筋のストレッチ運動、大腿四頭筋の（等尺性）筋力増強訓練なども開始する。さらには手術翌日（術後1日目）～術後3日目か

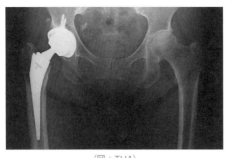

〈図：THA〉

基礎知識

内科疾患

外科疾患

脳神経

整形・形成

小児

全科共通

う痛みに応じて荷重を調整しながら、歩行訓練を平行棒内歩行から開始する。退院後の転倒を予防するために方向転換動作の訓練、不整地（砂利道や芝生）での歩行訓練、またぎ動作訓練（床にある障害物をまたいで歩く）なども行うとよい。二重課題下での歩行訓練として歩行中に簡単な計算問題を出して、その際の不安定性を評価するのもよい。

　THA は患者によって（術者によって）アプローチが異なる（侵入部位が異なる）。**脱臼肢位**（脱臼を誘発しやすくする股関節の肢位）は、後方アプローチの場合は**股関節の屈曲・内転・内旋**の組み合わせ動作（後方脱臼を誘発する）であり、前方アプローチの場合は**股関節の伸展・内転・外旋**の組み合わせ動作（前方脱臼を誘発する）である。術後早期の寝返りや清拭の際にも、退院後の日常生活においてもこれらの脱臼肢位をとらないように指導する。例えば、後方アプローチの場合は「立ったまま（体を前屈して）床にある物を拾う」、「低い椅子に座る」など股関節を過屈曲する動作は避けるように指導する。靴下を履くときには、ソックスエイドを用いるとよい。

● 人工股関節全置換術（THA）：total hip arthroplasty

ポイント

1. 膝伸展筋である大腿四頭筋の筋力増強訓練を指導する。
2. 内反膝（O脚）がみられる場合は、外側足底板を使用する。
3. 肥満がある場合は、減量を指導する。

コツと注意点

　一般人口における膝の痛みの原因（特に高齢女性において）としては、変形性膝関節症が最多である。疼痛が強い場合には非ステロイド系抗炎症剤の内服投与、**ヒアルロン酸**やステロイド製剤の関節内投与を行う。ヒアルロン酸は関節液の主成分であり膝関節の潤滑性を保つ物質であるが、変形性膝関節症では炎症によりヒアルロン酸が分解され減っている。よって、これの投与で膝関節の疼痛が改善する（ただし、効果は短期的である）。

ちょっと詳しく！

　変形性膝関節症は、膝関節の関節軟骨の退行性変化（変性と摩耗）を基盤として、膝関節の破壊や変形（骨棘の形成、軟骨下骨の骨硬化）をきたす疾患である。中年以後の肥満女性に多い。

　症状としては、運動開始時の膝のこわばり感、膝の疼痛、（疼痛による）歩行障害、（疼痛による）膝関節の可動域制限、膝関節の腫脹（二次性滑膜炎による関節液の貯留による）、**内反膝・O脚**（膝内側の関節軟骨の摩耗による膝の内反変形）などが出現してくる。立脚期に膝が外側に横揺れする **lateral thrust** がみられることもある。X線検査では、関節裂隙の狭小化、骨棘形成、軟骨下骨の骨硬化像が認められる。X線検査所見に基づいた重症

基礎知識

内科疾患

外科疾患

脳神経

整形・形成

小児

全科共通

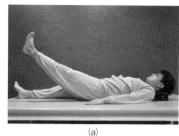

(a)

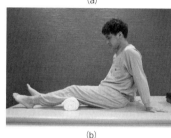

(b)

〈図：大腿四頭筋の筋力増強訓練〉
a：straight leg raising、b：patella setting

度分類として、Kellgren-Lawrence の病期分類がある。

　保存期にある変形性膝関節症（手術適応がない軽症から中等症）に対しては、膝関節伸展筋である**大腿四頭筋の筋力増強訓練**を行う（図）。大腿四頭筋の筋力増強訓練としては、膝関節に負担をかけない等尺性訓練（関節の動きを伴わない訓練）である **straight leg raising**（膝関節を伸展したままで、下肢全体を挙上保持する）と **patella setting**（膝関節の背面に丸めたタオルを置き、それを押しつぶすように下肢に力を入れる）が推奨される。膝関節の損傷が軽度な患者においては、スクワット訓練を行うのもよい。内反膝がみられる場合には、外側足底板（足底の外側を高くする）を用いることで膝内側の負荷を軽減させる。

　肥満がある患者では、**減量**することで膝関節にかかる負荷が小さくなり、膝関節が保護される。

61 変形性膝関節症 （手術患者）

ポイント

1. 手術翌日から CPM による関節可動域（ROM）訓練を開始する。
2. 大腿四頭筋の筋力増強訓練を行う。
3. 膝関節屈曲の ROM は、120°を目標とする。

コツと注意点

人工膝関節全置換術（TKA）を施行される患者においては、術前に病側膝関節の疼痛や歩行障害が顕著になっていることが多い。そのため歩行量も著しく減少しており、結果的に術前の時点で下肢の筋萎縮が生じていることが少なくない。よって術後は、大腿四頭筋など下肢筋の筋力増強訓練を積極的に行っていくのがよい。術前にすでに膝関節の可動域制限が生じている場合は、術後の可動域拡大に難渋する可能性が高い。

ちょっと詳しく！

変形性膝関節症に対する手術療法としては、TKA（図 a）、もしくは高位脛骨骨切り術が施行される。強い疼痛が日常生活に支障をきたしており X 線検査で関節破壊が認められるような進行期症例に対しては、TKA が施行される。高位脛骨骨切り術は、比較的初期症例で膝関節病変が内側に限局している（内側型変形性膝関節症で内反を呈している）場合がよい適応となる。

術後リハの目的は、膝関節周囲筋力の改善、膝関節可動域の改善、起立・歩行など移動能力の改善、日常生活動作（ADL）の改善である。手術翌日（術後 1 日目）から大腿四頭筋を強化する

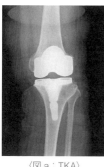
〈図a：TKA〉

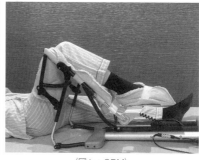
〈図b：CPM〉

patella setting（ほぼ等尺性運動であり膝関節には負担をかけない）を、術後2日目から膝関節のROM訓練と歩行訓練を開始する。ROM訓練にはCPM（機械的に膝関節の屈曲伸展を繰り返す）（図b）を用いることもある。歩行訓練については当初から全荷重としてもよいが、痛みによって歩行訓練をすぐには開始できないときがある。実際には痛みに応じて荷重量を調節し、徐々に平衡棒内歩行訓練から杖歩行訓練へと進めていく。運動後に膝の腫脹、熱感、疼痛が出現するようであれば、アイシングを試みるのがよい。

　膝関節のROM訓練は「伸展0°、屈曲120°」を目標として、できるだけ自動運動として進める。日常生活では、階段昇降のためには90°以上の屈曲が、椅子からの立ち上がりのためには100°以上の屈曲が必要となる。膝関節の自動伸展不全（extension lag）が生じないように、膝関節の伸展運動も十分に行う。

● 人工膝関節全置換術（TKA）：total knee arthroplasty
● CPM：continuous passive motion

62 膝前十字靭帯損傷

ポイント

1. 膝関節の屈曲拘縮の発生を予防する。
2. 大腿四頭筋の筋力増強訓練は、膝が完全には伸展しないようにして行う。
3. 膝装具を用いることで再建靭帯にかかるストレスが減り、軟骨や半月板の二次的損傷も予防できる。

コツと注意点

　受傷直後には、スポーツ外傷受傷後の応急処置の基本であるRICE（rest：安静、icing：冷却、compression：圧迫、elevation：挙上）を行う。スポーツ再開を希望する膝前十字靭帯（ACL）損傷術後患者の場合、スポーツ復帰までは一般的に6〜9ヵ月かかる（再建された靭帯が完全に成熟するためには12ヵ月かかるとの報告もある）。よって、病院退院後においても、長期的に外来でのリハ訓練および指導を行っていく必要がある。

ちょっと詳しく！

　ACLは、大腿骨に対して脛骨が前へ移動しないように、かつ脛骨が捻った方向に動きすぎないように制御している（図）。ACL損傷は、ジャンプからの着地時、歩行・走行の方向転換時、歩行・走行の急停止時など脛骨が前方に引き出されたときに発生しやすく、バスケットボール、サッカー、スキーなどスポーツ中の受傷が多い。受傷時には、ブツッという断裂音（ポップ音）とともに膝の疼痛が急激に出現する。膝関節が腫脹して、関節穿刺で関節血症がみられることもある。**Lachman テスト**（患者を仰

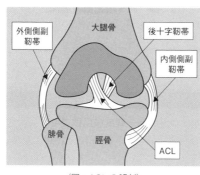

〈図：ACL の解剖〉

外側側副靭帯
大腿骨
後十字靭帯
内側側副靭帯
腓骨
脛骨
ACL

臥位にして、脛骨近位部を上方に引く）で脛骨を上方に引き出す
ことができれば ACL 損傷が示唆される。治療としては、保存的
に対処されることもあるが、スポーツ選手を含めて活動性が高い
場合や膝くずれを繰り返す場合には ACL 再建術を行う。

　術後のリハ訓練においては、再建靭帯にストレスがかからない
ようにすることが重要である（再建靭帯が不用意に伸展されない
ようにする）。同時に、**膝関節の屈曲拘縮および大腿四頭筋の筋
力低下の発生を予防する**。術後早期から、「最終的には膝関節が
完全伸展できるように」関節可動域（ROM）訓練を行う。大腿
四頭筋の筋力増強訓練は、膝下にタオルを入れて膝関節屈曲 30°
程度としたうえで、等尺性運動（タオルを押しつぶすように力を
入れる）として行うのがよい。術後 2 週ごろから全荷重での歩
行訓練を開始し、3 ヵ月ごろからジョギング、4 ヵ月ごろから
ジャンプを開始する。

　膝装具を用いることで再建靭帯にかかるストレスが軽減され、
関節軟骨や半月板の二次損傷および靭帯損傷の再発を予防するこ
とができる。

● 前十字靭帯（ACL）：anterior cruciate ligament

63 アキレス腱断裂

ポイント

1. 術後早期は、足関節を軽度底屈位でギプス固定する。
2. 足関節の底背屈運動は、痛みに合わせて愛護的に自動運動から行う。
3. アキレス腱断裂用装具を用いることで、再建されたアキレス腱への負荷を徐々に増していく。

コツと注意点

　アキレス腱断裂に対しては保存療法もしくは手術療法が選択されるが、一般的には手術療法を行ったほうが以前の生活レベルへの復帰が早く、再断裂率も低くなる。術後のリハ訓練は足関節の背屈を制限することで、手術によって縫合された腱が過剰に伸張されないようにしながら（徐々に負荷を増しながら）リハ訓練を進めていくことが重要である。

ちょっと詳しく！

　アキレス腱断裂は、（下腿三頭筋の）アキレス腱が急激に伸張されたときに発生する。加齢によるアキレス腱の変性やスポーツによるオーバーユースが基盤となっていることが多い（高齢者は転倒だけで受傷することもある）。

　受傷した瞬間には断裂音を聞くことがあり、その後に足関節の底屈ができなくなる（つま先立ちができなくなり、べた足での歩行となる）。アキレス腱が断裂していれば、Thompson テストが陽性（腹臥位で下腿三頭筋、すなわちふくらはぎをつまんでも足関節の底屈が生じない）となる。保存的に対処することもあるが、

88002-890 JCOPY

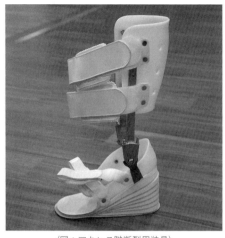

〈図：アキレス腱断裂用装具〉

手術治療としてアキレス腱縫合術が施行されることが多い。

　術後においては、足関節を**軽度底屈位**でギプス固定したうえで完全免荷とする。その後に痛みにあわせて、足関節の底背屈自動運動を開始する。特に足関節の背屈運動はできるだけアキレス腱に牽引力がかからないように愛護的に行う。術後2週ごろからは**アキレス腱断裂用装具**（図）を用いた固定を行いながら、荷重を徐々に増していく。その後は装具の踵の下にひかれたヒールパッドを減らしていくことで、アキレス腱への（伸張）負荷を徐々に増していく。

　術後6週ごろから下腿三頭筋の筋力増強訓練とストレッチを開始して、その後に**両脚カフレイズ**（踵を持ち上げて、つま先立ちをする）から**片脚カフレイズ**へと訓練を進めていく。術後3ヵ月ごろからジョギングを、術後4ヵ月ごろからランニングやジャンプを試みる。装具を外して活動性が高まったときに（足関節の動きが増したときに）再断裂が生じやすいため、その旨を患者に十分に説明・指導する。

基礎知識
内科疾患
外科疾患
脳神経
整形・形成
小児
全科共通

ポイント

1. 疼痛・しびれの増悪、歩行可能距離の短縮、下肢麻痺の出現などがみられれば、手術適応がある。
2. 術後のリハ訓練は、できるだけ早期から開始する。
3. 神経根障害の程度によっては、術後に疼痛・しびれや下肢筋力低下などの症状が残存する。

コツと注意点

　腰部脊柱管狭窄症（LSCS）に対する手術を受ける患者では、手術の時点までにおいて、長期にわたる疼痛・しびれなどによる歩行量減少からすでに下肢の筋力低下・筋萎縮が生じていることが少なくない。よって、術後は歩行訓練を進めるのと同時に、下肢の筋力増強訓練を十分に行う必要がある。最近においては、より低侵襲な手術（内視鏡下椎間板切除術、低侵襲腰椎後方固定術など）が施行されるようになってきている。

ちょっと詳しく！

　LSCS は、脊柱管や椎間孔が狭小化して、脊髄・馬尾・神経根が圧迫される「症候群」である。その原因としては、加齢による退行性変性である変性脊椎すべり症と変形性脊椎症（骨棘形成）が多くを占める。主症状は殿部から下肢に拡がる疼痛・しびれ、間欠性跛行である。殿部から下肢の疼痛・しびれは**体幹前屈によって軽減する**ことが多い（これは LSCS の診断基準のひとつでもある）。

　保存的治療としてプロスタグランジン E_1 製剤投与、ブロック

主射、装具療法などがあるが、安静時痛の増悪、歩行可能距離の短縮（500m以下）、下肢麻痺、会陰部感覚障害、膀胱直腸障害がみられるようになってきたら手術適応となる。手術としては**後方除圧術**（椎弓切除術、椎弓形成術）が選択されることが多いが、不安定性がある場合にはインストゥルメンテーション（スクリューやケージ）を用いた固定も行う。

　術後のリハ訓練としては、手術翌日から起き上がり、立位保持訓練、歩行訓練（当初は肘支持型歩行器を用いることで、腰部の負担を減らす）を開始する（ただし、起き上がり動作は脊柱に屈曲・側曲・回旋負荷をかけるので、慎重に行うのがよい）。同時に、腰部脊柱の安定化を目指して**体幹深層筋（腹横筋、多裂筋）の筋力増強訓練**も行っていく。術後2週間以上が経過すれば、スクワット運動や階段昇降訓練なども開始する。術後約6ヵ月間は、腰部を過度に前後左右に曲げたり、捻ったりそらしたりしないように指導する。しゃがみ動作を行う際には、踵を挙上することで骨盤後傾および腰椎後弯が生じないようにする。

　術後に疼痛・しびれや下肢筋力の低下が残存することがある。この原因としては「末梢神経の一部である神経根の組織ダメージが強かった（長い罹病期間による長期の圧迫が、不可逆的な変化を神経根に与えた）こと」が考えられる。残存症状に対しては、**経皮的神経電気刺激**（TENS）を試みるのもよい。（不快にならない程度での最大刺激強度が推奨されている）。

　なお、保存期においては、股関節屈筋群（LSCSでは緊張して短縮していることが多い腸腰筋など）、ハムストリングス、脊柱起立筋群のストレッチを行うことが推奨される。

● 腰部脊柱管狭窄症（LSCS）：lumbar spinal canal stenosis
● 経皮的神経電気刺激（TENS）：transcutaneous electrical nerve stimulation

65 橈骨遠位端骨折

1. 骨折部が不安定な場合には、ロッキングプレート固定を行う。
2. 手術後はまずは肘関節や手指関節の、その後に手関節の関節可動域（ROM）訓練を行う。
3. 複合性局所疼痛症候群（CRPS）を合併することがある。

コツと注意点

　橈骨遠位端骨折の受傷後には手指から手関節にかけての浮腫がみられることが少なくない。ROM訓練によっても浮腫の軽減は期待できるが、浮腫に対してはマッサージ（末梢側から中枢側に向けて力を加える）も有効である。浮腫が軽減してきたころから、末梢循環改善を目的とした渦流浴を併用するのもよい。

ちょっと詳しく！

　橈骨遠位端骨折は、高齢者が転倒時に手を地面につくことで受傷することが多い。上肢の骨折ではもっとも多いものであり、骨粗鬆症が基盤にあることが少なくない。骨折片の転位の状態から、Colles骨折、Smith骨折、掌側Burton骨折、背側Burton骨折の4タイプに分類される。

　治療は、**徒手整復**（骨片の転位を修復する）後に外固定（前腕ギプス包帯による手関節の固定）が行われるが、骨折部が不安定（再び骨片が転位する危険性が高い）な場合には、手術治療として**ロッキングプレート固定（内固定）**が行われる（図）。手術を施行した場合も術後早期は外固定を併用することが多いが、ギプ

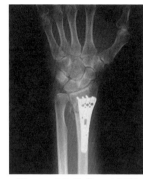

〈図：ロッキングプレート固定〉

ス包帯ではなく、取り外しが可能な手関節を固定する装具を用いることもある。

リハ訓練は、外固定をしている期間（術後4〜6週間）は、手指関節・肩関節のROM訓練を行い、これらの関節の拘縮を予防する。外固定を除去した後は、手関節と前腕回内外のROM訓練も追加する。原則的にROM訓練は、自動的ROM訓練から他動的ROM訓練へと進める。手関節についてはまずは背屈・掌屈運動から開始し、その後に橈屈・尺屈運動を加える。ROM訓練と並行して、手指屈伸抵抗運動や前腕回内外運動などの筋力増強訓練も加える。骨癒合を促進するために、超音波パルスを使用するのもよい。

橈骨遠位端骨折はCRPS、手根管症候群、変形治癒、長母指伸筋断裂などを合併することがある。CRPSは、病的な交感神経反射の亢進が原因であり、骨折部より遠位部の疼痛、腫脹、色調不良（皮膚発赤）、熱感などがみられる。CRPSに対しては、ステロイド剤の内服投与や神経ブロックを行う。

● 複合性局所疼痛症候群（CRPS）：complex regional pain syndrome

66 下肢切断

コツと注意点

　一般的に、切断後最初に作製される義足は、「訓練用義足(仮義足)」として、医療保険、労働者災害補償保険、自動車損害賠償責任保険などから給付される(それによって費用が賄われる)が、その後に(2つ目以降の)義足を作製する場合には、「更生用義足(本義足)」として**障害者総合支援法**(身体障害者手帳取得が条件)などによって賄われる。

ちょっと詳しく!

　下肢切断の原因疾患は、血行障害、腫瘍、外傷などであるが、最近では**糖尿病性足壊疽**の占める割合が高い。

　義足を装着するためには、切断後にまずは浮腫を制御して断端を成熟させる必要がある。切断後の断端管理としては、弾性包帯を用いる **soft dressing** とギプス包帯を用いる **rigid dressing** とがあるが、最近では soft dressing がより広く行われている。

　切断をしてから義足を装着するまでの2〜3週間は、大腿切断では**股関節屈曲・外転拘縮**が、下腿切断では**膝関節屈曲拘縮**が出現しやすいため、それを予防するための関節可動域(ROM)訓

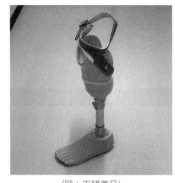

〈図：下腿義足〉

練および生活指導（大腿切断では頻回に腹臥位をとらせる、下腿
切断では膝を曲げて寝ないようにするなど）を行う。さらに**断端
訓練**（抵抗を加えた筋力増強訓練）として、大腿切断では股関節
伸展筋と外転筋を、下腿切断では膝関節屈曲筋と伸展筋の筋力を
強化する。

　断端が成熟すれば仮義足を用いて、義足装着訓練を開始する。
ここでは断端に装着したシリコンライナーが仮義足のソケット内
に完全に引き込まれるように、装着技術を習得する。

　義足を装着しての**義足歩行訓練**は、立位バランス訓練（義足に
しっかりと体重をのせる訓練）から平行棒内歩行訓練、介助なし
の歩行訓練へと進めていく（図）。義足歩行では、通常の歩行よ
りも心負荷が大きくなる。また、下肢切断にまでいたる患者で
は、少なからずの頻度で虚血性心疾患を合併している。よって、
義足歩行訓練を開始する前に心機能評価および冠動脈評価を行う
ことが望ましい。

　切断後に**幻肢**（切断された肢が依然存在しているように感じる
こと）もしくは**幻肢痛**（切断された肢が痛む感覚）が出現するこ
とがある。経過とともに自然消退することもあるが、幻肢痛が残
存した場合にはプレガバリンや三環系抗うつ薬を投与する。

67 脊椎圧迫骨折

ポイント

1. 発症直後はベッド上安静としたうえで、臥床したままで下肢と体幹の筋力増強訓練を行う。
2. 発症1〜3週間後からは、コルセットを着用したうえで坐位訓練、立位歩行訓練を進める。
3. 起居動作は、できるだけ体幹を捻らずに伸展させて行うように指導する。

コツと注意点

　脊椎圧迫骨折では**体幹コルセット**を装着することで、骨折部の垂直方向にかかる力を少なくしたうえで、下肢体幹の筋力を増していくことが重要である。硬性コルセットを作製するのがよいが、不快感などを理由にその装着が困難な場合には軟性コルセットを作製する。コルセット装着期間が長くなると、その間に体幹の筋力が低下することが少なくないので、コルセットを外した後の時期では体幹筋の筋力増強訓練を積極的に行う。

ちょっと詳しく！

　脊椎圧迫骨折は、上下方向の外力が加わったことで生じる脊椎椎体の骨折である。加齢や骨粗鬆症を基盤として、そこに外力が加わること（転落して尻もちをつくなど）で発症することが多いが、転移性骨腫瘍や多発性骨髄腫が原因となることもある。**胸腰椎移行部（Th10〜L2）**に発生することが多い。症状としては、外力が加わった後に比較的急激に出現する腰部もしくは背部の痛み、痛みによる体動困難（体動によって増悪する痛み）がみられ

88002-890 JCOPY

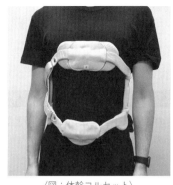

〈図：体幹コルセット〉

る（脊髄症状を呈することは、まれである）。単純 X 線で診断されるが、MRI 所見から骨折が新鮮なものであるか否かを推定できる。外科的治療として、経皮的椎体形成術（椎体を骨折前の形に近づける）が行われることもある。

　リハ訓練としては、発症後 1〜3 週間は安静臥床（この時期には、側臥位を推奨する意見もある）としたうえで、**下肢体幹の筋力増強訓練**をベッド上で行う。また、この時期においては良肢位指導として、圧迫変形した椎体の軸圧を軽減するために脊椎を軽度伸展位に保つとよい。発症 1〜3 週間以後は、体幹コルセットを装着して椎体に垂直方向の外力が加わらないようにしたうえで、坐位訓練、立位歩行訓練、立ち上がり訓練などを徐々に開始していく。骨折部位の骨癒合の完成には約 3 ヵ月間はかかるので、受傷後約 3 ヵ月間は坐位・立位歩行時の体幹コルセット装着は継続する。経過中に下肢筋力の低下、感覚障害の出現、膀胱直腸障害の出現があれば、遅発性神経麻痺の可能性を疑い専門医にコンサルトするのがよい。

　生活指導として受傷後は、同一姿勢を長時間保つことは避けるように（特に長時間の坐位保持を避ける）、重い物の持ち運びは避けるように指導する。

68 腰痛症

ポイント

1. 体幹筋などの筋力低下が、腰痛症の原因となる。
2. 体幹筋の筋力強化や伸張性改善、脊柱の安定化などを目的として腰痛体操を指導する。
3. 腹横筋や多裂筋などの体幹深層筋を強化することで、脊柱の安定化が期待できる。

コツと注意点

　腰痛症と聞くと「脊椎」に問題があると考える人もいるが、腰痛症の多くの場合では「腰部の筋力低下」が原因となっている（ただし、スポーツ選手など腰部に過度の負荷がかかる場合を除く）。よって、腰痛症の治療では（脊椎病変がないことを確認したうえで）「**腰部筋肉の強化と伸張性改善（ストレッチによる）**」が重要となる。長期的な不活動（入院臥床など）によって体幹筋が廃用性に萎縮して、腰痛が出現してくることもある。

ちょっと詳しく！

　脊椎の変形や炎症など原因が明確な腰痛を「特異的腰痛」、種々の検査によっても原因が特定できない腰痛を「**非特異的腰痛（腰痛症）**」とすると、非特異的腰痛（腰痛症）が腰痛全体の約85%を占める。腰痛症は体幹筋の筋力低下、脊柱の不安定性、腰椎や腰椎周囲筋にかかる過度の負荷などを原因とする。本邦では、約3,000万人の腰痛症患者がいると推測されている。

　腰痛症に対しては、体幹筋の筋力増強や伸張性改善、脊柱の安定化などを目的とした**腰痛体操**を指導するのがよい（図）。腰痛

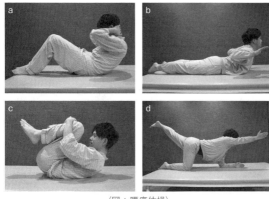

〈図：腰痛体操〉

a：腹筋の強化、b：背筋の強化、c：ストレッチ、d：深層筋の強化

体操の禁忌は、急性発症した直後、膀胱直腸障害や下肢の麻痺を合併した場合、脊椎の炎症病変、転移性骨腫瘍による脊椎病変の場合などである。

　腰痛体操は、①腹筋の強化訓練（仰臥位で、上半身を起こした姿勢を維持する）、②背筋の強化訓練（うつ伏せで、顎を引いて上半身を起こした姿勢を維持する）、③腰背部や大腿後面のストレッチ（仰臥位で、胸のほうに大腿部を引き寄せる、もしくは大腿を持ち上げた状態から膝を伸展させる）、④体幹深層筋（腹横筋や多裂筋）の強化訓練から構成するのがよい。インナーマッスルとも称される**体幹深層筋**を強化することで脊柱の安定性が高まるものと期待される（この効果は、体幹表層筋である腹筋や背筋の強化のみでは期待しにくい）。よく知られた腰痛体操プロトコールとして、**Williams 体操**と **McKenzie 体操**がある。

　腰痛症患者の生活スタイルについては「立っているときは、背筋を伸ばしてお腹に力を入れる」、「仰向けで寝るときは、膝の下に座布団か枕を入れる」、「物を持ち上げるときは、荷物を体に近づけて膝を十分に曲げる」ように指導するとよい。

69 肩関節周囲炎

ポイント

1. 肩関節の関節可動域（ROM）訓練を行う。
2. Codman 体操などの自主訓練を指導する。
3. ホットパックなどの温熱療法を行う。

コツと注意点

　肩関節周囲炎の症状を悪化させないためには、肩を冷やさない（クーラーの風を直接に肩にあてない、入浴して肩に温かいお湯をかける）、患側の肩にカバンをかけたりしない、患側で重い荷物を持たない、肩が上がりすぎない（物を上に持ち上げる動作を避ける）ようにする。就寝時には、患側肩関節の下にバスタオルや枕をおいて、肩が押し下げられないようにする。

ちょっと詳しく！

　肩関節周囲炎（五十肩）は、肩関節の退行性変性を原因として、50 歳代以降に肩の疼痛と可動域制限を生じる疾患である。肩の疼痛は、運動時痛から安静時痛や夜間痛へと増悪する。これに伴って肩関節の可動域制限が生じてくる。烏口突起に圧痛を認めることが特徴的である。画像検査で特に異常がないことを確認することで（他疾患の可能性を除外することで）肩関節周囲炎との診断が下される。評価法として、日本整形外科学会による肩関節 JOA スコアが用いられることがある。

　リハ訓練としては、まずは肩関節の ROM 訓練を行う。肩関節の動きの全方向について、抵抗運動による筋力増強訓練とあわせて ROM 訓練を行うのがよい。自主訓練としては、**Codman 体**

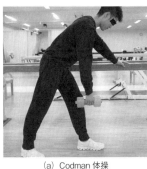
(a) Codman 体操

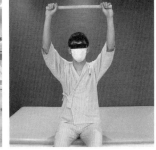
(b) 棒体操

〈図：肩関節周囲炎に対する自主訓練〉

操、**プーリー体操、棒体操**などを行う（図）。Codman 体操は、
体幹を前傾してアイロン（もしくは 500〜1,500g のダンベルな
ど）を持った患側上肢を下に垂らし、患側上肢を前後（もしくは
左右）にくり返して振るというものである（これによって、肩関
節周囲組織や関節包を伸張することができる）。プーリー体操で
は、健側上肢の力で患側上肢をゆっくりと引き上げる。棒体操で
は、両手で一本の棒を握り、患側肩関節の屈曲・伸展・外転運動
などを促す。

　ホットパックや超音波療法などの**温熱療法**も有用（ただし、そ
の鎮痛効果の持続時間は短い）であり、訓練に先立って行うこと
が勧められる（温熱療法とストレッチの併用が非常に有用であ
る）。一時的に症状が悪化した時期においては、スリングや三角
巾を用いることで肩関節の安静を試みたり、ステロイド、ヒアル
ロン酸、非ステロイド系抗炎症薬の関節内投与を行うのがよい
（症状増悪期には、無理に肩関節を動かしてはいけない）。リハ訓
練を行っても、上肢の前方挙上や外転が 90°以下の状態が数ヵ月
間続く場合には、関節包を広げる手術（肩関節鏡視下授動術など）
を検討する。

70 脊髄損傷（機能訓練・日常生活動作訓練）

ポイント

1. 損傷高位を決定する際には、10 の key muscles の筋力を評価する。
2. 損傷高位によって、目指すべき移動能力レベルがある程度は決定される。
3. C7 が温存されていれば、プッシュアップ訓練を行う。

コツと注意点

　外傷による脊髄損傷によって上下肢の完全麻痺（随意的にはまったく動かせない状態）が出現した場合、リハ訓練を行っても麻痺が劇的に改善する可能性は小さい。よって、麻痺が残存してもなんとか生活できるように、そしてなんとか社会活動が営めるようにリハ訓練を進める。特に、損傷高位に応じて最良の移動手段を確立することが重要となる。

ちょっと詳しく！

　外傷性脊髄損傷のうち、80％以上は頚髄損傷であり、約10％が胸腰髄損傷である。損傷部以下の運動機能および感覚機能の障害が主症状であるが、自律神経機能や排泄機能も障害される。脊髄損傷では、**損傷高位**を正確に診断することが重要である（損傷高位によって、目指すべきゴールが異なる）。損傷高位は「**機能が残存している最下位の髄節**」で示す。例えば、C7 の機能が正常で C8 の機能が障害されていれば、「C7 損傷」となる。運動機能と感覚機能から損傷高位を診断する際には、ISNCSCI の診察チャートを用いるのがよく、特に 10 の **key muscles**（表）の

基礎知識

内科疾患

外科疾患

脳神経

整形・形成

小児

全科共通

〈表：脊髄損傷高位診断のための key muscles〉

髄節レベル		支配する筋肉	関節の動き
上肢	C5	上腕二頭筋	肘関節の屈曲
	C6	橈側手根伸筋	手関節の背屈
	C7	上腕三頭筋	肘関節の伸展
	C8	深指屈筋	遠位指節間関節の屈曲
	Th1	小指外転筋	小指の外転
下肢	L2	腸腰筋	股関節の屈曲
	L3	大腿四頭筋	膝関節の伸展
	L4	前脛骨筋	足関節の背屈
	L5	長母趾伸筋	母趾の背屈
	S1	下腿三頭筋	足関節の底屈

筋力評価が重要となる。

重症度分類としては、Frankel 分類と AIS（A から E の 5 段階。A が最重症）が有用である。AIS の A は完全麻痺（S4〜5 領域の運動・感覚機能が消失しており予後不良）、B から D が不全麻痺である。頚髄損傷については、Zancolli の分類も有用である。

リハ訓練としては、完全麻痺の部分については関節可動域（ROM）訓練で拘縮を予防する。不全麻痺の部分については自動運動（筋収縮）を引き出すように訓練を進める。C4 損傷以上では電動車椅子での移動、C5〜Th9 損傷では普通型車椅子での移動を目指す。Th10〜L1 損傷では長下肢装具（LLB）とロフストランド杖での歩行を、L2 損傷以下では短下肢装具（SLB）と T 字杖での歩行を訓練する。C7 が温存されていれば、プッシュアップ動作（坐位で両上肢で肘を伸展して殿部を浮かす）を訓練することで移乗が容易となる。

● ISNCSCI：International Standards for Neurological Classification of Spinal Cord Injury
● AIS：ASIA Impairment Scale

ポイント

1. 神経因性膀胱として尿の排泄が障害された場合には、間欠的自己導尿や尿道カテーテル留置を試みる。
2. 自律神経過反射は、その発症を防ぐために誘因の除去に努める。
3. 自律神経障害によって高体温になった場合には、体外・体内冷却を試みる。

コツと注意点

脊髄損傷にみられる合併症のうち、自律神経障害によるものは**自律神経過反射**、起立性低血圧、体温調節障害、便秘（麻痺性イレウス）などであり、廃用性変化（不動）によるものは**異所性石灰化**、じょく瘡、深部静脈血栓症（DVT）などである。これらについては、患者自身に対処法を指導しておくのがよい。

ちょっと詳しく！

脊髄損傷にみられる合併症としては、神経因性膀胱、自律神経過反射、起立性低血圧、体温調節障害、異所性石灰化、じょく瘡、DVT などがある。これらの合併症の出現は、リハ訓練の阻害因子になる。

排尿中枢である S2～S4 より上位の損傷では尿道括約筋の弛緩が阻害され、排尿中枢以下の損傷では（排尿反射が障害されて）膀胱の収縮が阻害され、結果的にいずれの場合も尿の排泄が障害される（尿閉、溢流性尿失禁が生じる）。α_1 遮断薬やコリン作動薬が投与されるが、改善がなければ**間欠的自己導尿**（上肢麻痺

基礎知識

内科疾患

外科疾患

脳神経

整形・形成

小児

全科共通

がなくカテーテル操作が可能であれば、まずはこれを試みる）や尿道カテーテル留置が検討される。

　自律神経過反射は、**Th6 より高位の損傷**でみられる。脊髄近くを走行する交感神経が障害されることを原因として、尿による膀胱の充満や便による直腸の充満が刺激となって交感神経が過剰に（病的に）興奮し、**高血圧、頻脈、頭痛、発汗**などを呈するというものである。これは、誘因を避ける（定期的に排尿・排便させて、膀胱や直腸を充満させない）ことでその発症を回避することができる。

　自律神経の障害は、起立性低血圧や体温調節障害の原因にもなる。起立性低血圧は、麻痺した下肢における静脈収縮の障害により下半身に血液が貯まることで発症する。起立性低血圧の発症を予防するためには、坐位の時間を増やすのがよい。血圧を上げる内服薬（ミドドリン、ドロキシドパなど）を投与することもある。体温の異常上昇時（損傷レベルが高いほど貯熱しやすい）には冷水噴霧（体外冷却）や冷水飲用（体内冷却）で対処する。

　異所性石灰化は、麻痺肢関節（股関節、膝関節など）の皮下組織などにみられる。軽度であれば無症状であるが、増悪すると発赤、腫脹、熱感、疼痛を伴うようになる。関節の不動を避けて発生予防に努めるのがよい。じょく瘡を予防するためには、体位変換やプッシュアップ動作（坐骨部や尾骨部を一時的に浮かす）で外力の除圧を図る。DVT の発症が示唆された場合には、弾性ストッキングの使用や抗凝固薬の内服投与などで対処する。神経筋電気刺激で下腿三頭筋を収縮させることで、DVT が予防されるとの報告もある。

　四肢麻痺や対麻痺に痙縮が合併した場合には、髄腔内バクロフェン（ITB）療法や A 型ボツリヌス毒素投与を行う。横隔膜の支配神経が C3〜C5 であるため、C4 損傷以上では呼吸筋麻痺が顕著となり人工呼吸器が必要となる。C5 損傷以下でも呼吸障害は起きうるが、その場合には排痰訓練などの呼吸訓練も行う。

72 脳性麻痺

ポイント

1. 運動能力の評価には、粗大運動能力分類システム（GMFCS）と粗大運動能力尺度（GMFM）が頻用される。
2. 脳性麻痺（CP）に対するリハ訓練の内容は、年齢によって異なる。
3. 成人期になると、側弯症や頚椎症性頚髄症などの二次性障害が出現することがある。

コツと注意点

CP 患者では**早期老化現象**として、加齢による筋力・筋量の減少を原因とする日常生活動作（ADL）能力や歩行機能の低下が30歳ごろからみられる。よって、早期から予防意識をもって、自主訓練として筋力増強訓練を行うように指導する。成人 CP 患者では、筋力低下もしくはそれによる関節障害を原因とする慢性疼痛の頻度も高い。痙縮に対して、ボツリヌス毒素治療を行うこともある。

ちょっと詳しく！

CP は、**受胎から新生児期（生後4週間以内）までの間に生じた脳の非進行性病変による運動および姿勢の異常**と定義される。主な原因として、**低酸素脳症**（なんらかの原因による脳血流不全）、中枢神経系感染症、高ビリルビン血症などがあり、在胎週数が短いことや出生時体重が小さいことが発症の危険因子である。CP は、痙直型、失調型、弛緩型、アテトーゼ型、混合型という5つのタイプに大別される。知的障害の合併頻度は約50%

であり、その程度は患者によってさまざまである。

　CP 患者の運動能力（寝返る、這う、座る、立つ、歩く、走るなど）を評価するスケールとして 5 段階の **GMFCS** と 88 項目からなる **GMFM** が頻用されている。

　CP に対しては「療育（心身の発達のみならず、自立と社会参加を支援する）の早期開始」が重要であり、リハ訓練の内容は年齢によって異なってくる。

　乳幼児期は、運動障害に対する訓練プログラムとして、Bobath 法や Vojta 法などが考案されているが、有効性のエビデンスは十分ではない。痙直型では、異常緊張反射が出現しないようにしながら動きを引き出す。筋緊張の程度が動揺するアテトーゼ型では姿勢保持を訓練する。抗重力姿勢の維持訓練、バランス訓練、言語発達訓練なども行う。必要があれば補装具（車椅子、歩行器、装具、坐位保持装置など）の使用を開始する。

　学童期になると、日常生活や学習の場で上肢のさらなる巧緻性が求められるため、自助具を作成するのもよい。痙縮に対する腱移行術などの**整形外科的選択的痙性コントロール手術（OSSCS）**もこの時期に行う。この時期にはコミュニケーション能力や集団行動能力の訓練も重要である（コンピューター機器を用いたコミュニケーションを訓練することもある）。

　成人期になると、二次性障害として早期老化現象、**側弯症、頚椎症性頚髄症**（特にアテトーゼ型）、変形性関節症（特に痙直型）がみられることに留意する。

● 脳性麻痺（CP）：cerebral palsy
● 粗大運動能力分類システム（GMFCS）：Gross Motor Function Classification System
● 粗大運動能力尺度（GMFM）：Gross Motor Function Measure
● 整形外科的選択的痙性コントロール手術（OSSCS）：orthopaedic selective spasticity-control surgery

73 発達障害

ポイント

1. 発達障害に対しては、外来通院下で長期的にリハ訓練を
   提供する。
2. 感覚統合療法が有用である。
3. Social skills training を行うことで、社会適応能力を改善
   させる。

コツと注意点

　多くの発達障害の患者では、日常生活を営むことには支障はな
いが、社会活動(学校に行く、友達と仲良くする、他人とコミュ
ニケーションをとるなど)の遂行が障害されている。よって、発
達障害に対するリハ訓練の目的は、(たとえ発達障害の症状があっ
ても)**社会的適応能力を改善させる**こととなる。

ちょっと詳しく!

　発達障害は、**自閉症スペクトラム障害(ASD)、注意欠如・多
動性障害(ADHD)**、限局性学習障害(SLD)、発達性協調運動
障害(DCD)に分類される(ただし、DSM-5 では、発達障害は「神
経発達症(neurodevelopmental disorders)」と称されるように
なっている)。ASD は、社会的コミュニケーション障害と限定さ
れた興味・行動を特徴として、多くの場合で言語発達の遅れを伴
う。ADHD は、不注意症状と多動性・衝動性を特徴とする。
SLD は読み書きなど特定分野の学習に著しい困難がみられるも
のであり、DCD は、協調運動技能の獲得や遂行が明らかに劣っ
ている状態を指す。ひとりの患者において、これらの症状が重複

することも珍しくない。発達障害のスクリーニング評価として
は、JMAP や JPAN がある。

発達障害に対するリハ訓練としては、**感覚統合療法、social skills training、認知行動療法**などがある。感覚統合療法は「感覚遊び」を通じて、感覚情報処理能力を改善させることで脳の発達を促す（発達障害では、感覚刺激が正しく脳に届かないため脳の発育が障害されているとのコンセプトに基づく）。特に、前庭感覚、固有感覚、触覚を強化するのがよいと考えられている。social skills training は、複数の患者によるロール・プレイングとフィードバックを通じた訓練であり、これによってコミュニケーション能力や相手の気持ちを読み取る方法などの社会的適応能力が改善される。認知行動療法では、ポジティブな考え方を身につけて感情のコントロール方法を学ぶことで、行動を修正していく。

ADHD に対しては、脳内ノルアドレナリンもしくはドパミン濃度を高める薬剤（メチルフェニデート、アトモキセチンなど）を投与することもある。ASD に対するオキシトシン経鼻スプレーの有用性も注目されている。発達障害の患者では**視覚認知機能の低下**が比較的高頻度にみられるため、固視や輻輳・開散の訓練、滑動性および衝動性眼球運動の訓練も行われる。

- 自閉症スペクトラム障害（ASD）：autism spectrum disorder
- 注意欠如・多動性障害（ADHD）：attention deficit hyperactivity disorder
- 限局性学習障害（SLD）：specific learning disorder
- 発達性協調運動障害（DCD）：developmental coordination disorder
- JMAP：Japanese Miller Assessment for Preschooler
- JPAN：Japanese Playful Assessment for Neuropsychological Abilities

74 Duchenne 型筋ジストロフィー

ポイント

1. 進行性の疾患であるため、歩行障害や呼吸障害の増悪に合わせてリハ訓練の内容を変えていく。
2. 筋肉のオーバーユースに注意する。
3. 呼吸筋の筋力低下による呼吸不全には、まずは非侵襲的陽圧換気（NPPV）を導入する。

コツと注意点

　Duchenne 型筋ジストロフィー（MD）患者の平均寿命は、以前よりも延長しており現在では 30 歳以上となっている。これは**人工呼吸器管理と呼吸訓練の進歩**によるところが大きく、実際に呼吸器系合併症による死亡は激減している。現在では心疾患（心筋障害による心不全や致死性不整脈）が主たる死因である。ステロイドの長期的内服が歩行不能となる時期を遅らせるとの報告があり、最近では 5 歳ごろからのステロイド投与が推奨されている（投与開始前にワクチン接種を済ませておくのがよい）。

ちょっと詳しく！

　MD は筋線維の変性・壊死を主たる病態とする進行性の筋疾患であり、いくつかの型に分類される。Duchenne 型 MD は X 連鎖劣性遺伝形式（女性しか発症しない。男性は保因者となるのみ）をとり、**ジストロフィン遺伝子**の異常によって筋の**ジストロフィン蛋白**が欠損する（筋肉が脆弱になる）。

　Duchenne 型 MD は、ひとたび（遅れて）歩行を獲得した後に、3〜5 歳ごろになって歩行障害（転びやすい、走れない）を呈す

るようになり、登攀性起立（Gowers 徴候）もみられるようになる。10 歳ごろには歩行不能となり、その後に呼吸不全や心不全が出現してくる。ジストロフィンは神経細胞にも必要であるため、Duchenne 型 MD 患者の知能指数は概して低く、約 1/3 は知的障害のレベルにある。

　リハ訓練は、症状の進行に合わせてその内容を変化させていく。歩行が可能な時期は、下肢の関節可動域（ROM）訓練やストレッチを行う。下肢の変形を予防するために、夜間の短下肢装具装着（SLB）（ナイトスプリント）や起立台もしくは長下肢装具（LLB）を用いた立位訓練を行うこともある。あるレベル以上に筋力が保たれている筋肉については、廃用性筋萎縮を予防するために筋力増強訓練を行うのがよいが、骨格筋の脆弱性があるため筋肉のオーバーユースに注意する。歩行が不可能となれば、まずは普通型車椅子を、次いで電動車椅子（ジョイスティックが装着されたもの）を使用する。歩行不能となった患者のほとんどでは側弯がみられるが、これに対しては脊椎の矯正固定術を行う（側弯が大きく進行する前、かつ呼吸機能が大きく低下する前に手術を行うとよい）。骨の脆弱性（骨密度の低下）がみられることが多く、軽微な外力で骨折する患者も存在するため、体位変換や移乗などの介助は常に愛護的に行うのがよい。

　呼吸筋の減弱によって肺活量が減少してくれば、排痰補助装置を用いた排痰訓練や咳訓練を開始する。肺活量が 2,000mL 以下または％肺活量が 50％以下になれば、アンビューバッグで送気する最大強制吸気量（MIC）訓練を行う。呼吸不全が顕著となれば、まずは睡眠時のみ NPPV による呼吸管理を開始し、その後に装着時間を延長していく。呼吸器感染や窒息がみられるようになれば気管切開下陽圧換気（TPPV）に移行する。

- 筋ジストロフィー（MD）：muscular dystrophy
- 最大強制吸気量（MIC）：maximum insufflation capacity

75 入院関連機能障害

ポイント

1. 入院関連機能障害（HAD）は、入院中の安静臥床を原因として発症する「廃用症候群（不動による合併症）」である。
2. 急性期病院に入院した高齢患者において発生しやすい。
3. 発症してからリハ訓練を開始するのではなく、発症前から予防的にリハ訓練を行う。

コツと注意点

　HAD の危険因子は、高齢、（もともとの）不安定な歩行、低栄養、認知機能低下などである。よって、入院時にこれらがみられる患者については、入院後早々から HAD を予防するためのリハ訓練を開始するのがよい。リハ科療法士のマンパワーに限りがある施設では、病棟看護師が訓練を提供してもよい。「医療スタッフの誰もが何もしないで、入院患者をただ寝かせておく」という事態は避けるべきである。

ちょっと詳しく！

　HAD は（臨床的には古くから経験されてきているものの）比較的新しい概念である。HAD は、「（運動障害をきたさない疾患で入院したものの）**入院治療中における（過剰な）安静臥床および身体活動制限を原因として発症する廃用症候群（もしくは日常生活動作〔ADL〕の障害）**」と定義できる（図）。急性期病院における HAD の発症頻度は決して少なくはなく、30％に及ぶとの報告もある。一般的な廃用症候群と同様に HAD は多くの臓器に障害を及ぼしうるが、特に**下肢体幹の筋力低下とそれによる移乗能**

88002-890 JCOPY

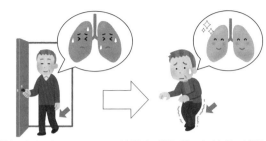

肺炎のため、歩いて
来院して、入院となる。

点滴治療で肺炎は治ったけれど、安静臥床で
足腰が弱り、歩けなくなった！

〈図：HAD の概念〉

力・歩行能力の低下が高頻度にみられる。HAD 発症の危険因子
としては高齢、もともとの身体機能（歩行機能など）低下の存在、
認知症、低栄養などがある。

　HAD は、それが発生してから治療的に介入を行うよりも、そ
れの発生を予防することが望ましい。すなわち、長期入院が予測
される患者、前述した HAD の危険因子をもつ患者については、
入院直後から HAD の発生を予防するためのリハ訓練を進めてい
く。ここで行う予防的なリハ訓練は、ベッドサイドで行う短時間
の下肢筋力増強訓練や立位歩行訓練など一般的なものでよい（高
強度の訓練は必要ない）。ただし、実際にはリハ科療法士のマン
パワー不足でそれが実現できない施設も少なからず存在する。そ
のような場合は、リハ科療法士の指導に基づいて、病棟看護師が
リハ訓練を提供するのでもよい。精神的な刺激が減ることによっ
て、長期入院中に認知機能が低下することも珍しくない
（hospitalization-associated cognitive decline）。

　HAD の発症を予防することで、患者の機能予後や人生の質
（QOL）の向上、入院期間の短縮などが期待できる。

● 入院関連機能障害（HAD）：hospitalization-associated disability

基礎知識

内科疾患

外科疾患

脳神経

整形・形成

小児

全科共通

76 栄養管理

ポイント

1. リハ訓練を受ける患者については、定期的に栄養状態を
   評価する。
2. 筋力・筋量を増すためには、十分にカロリーを投与した
   うえで筋力増強訓練を行う。
3. 低栄養と判定された場合は、経口栄養製剤の投与も検討
   する。

コツと注意点

　筋力増強および筋肉量増加を目的としてリハ訓練を行う場合、
栄養状態を高いレベルに（少なくとも正常以上に）維持したうえ
で訓練を行うことが重要である。低栄養状態の患者に対して筋力
増強訓練を行うと、思惑に反して筋蛋白の崩壊が進むこととな
り、結局は筋量が減少してしまう。

ちょっと詳しく！

　リハ訓練の効果を高めるためには、それに先立って栄養状態を
高めておくべきである。リハ訓練に必要なエネルギー（カロリー）
を摂取して、筋力を高めて筋量を増すために蛋白質を十分に摂取
することが望ましい。低栄養の状態にある患者については、栄養
状態の是正を積極的に図りながら、リハ訓練を進めていく。
　リハ訓練を受ける各患者については、まずは栄養状態を的確に
評価する。栄養状態の評価は、身体測定に基づいて行う場合（上
腕周囲長測定、上腕三頭筋皮下脂肪厚測定など）と、血液検査所
見に基づいて行う場合（血清アルブミン濃度 3.5g/dL 以下、総

88002-890 **JCOPY**

リンパ球数 2,000/μL 以下、血清トランスフェリン濃度 240mg/dL 以下の場合は低栄養）とがある。複数の評価指標を組み合わせた評価ツール（簡易栄養状態評価表〔MNA-SF〕、MUST、CONUT など）を用いることもある。

　摂取すべきエネルギー量（カロリー量。kcal/日）は、「基礎エネルギー消費量（kcal/日）×活動係数×ストレス係数」として算出される。基礎エネルギー消費量は、体重と身長に基づいて Harris-Benedict の式から算出される。活動係数は、低活動の場合は 1.2、積極的にリハ訓練を行う場合は 1.5 などとなる。ストレス係数は通常は 1.0 であるが感染症では 1.3、じょく瘡がある場合は 1.6 などとなる。さらに、低栄養の患者においては「低栄養を是正する分のエネルギー量」を追加して投与する。入院患者の場合、用意された食事のうち、どれくらいの量を（何割を）摂取しているかが重要である（実際の摂取量を確認しないといけない）。摂取エネルギー量が不十分と判断された場合には、経口栄養製剤（体積あたりの栄養量が濃い）を投与するのもよい。

　リハ訓練で筋肉量を増やすことに重点をおく場合、特に摂取すべき栄養素は①蛋白質、②分岐鎖アミノ酸（バリン、ロイシン、イソロイシン）、③ビタミン D である。蛋白質摂取量としては 1.2〜1.5g/kg 体重/日が推奨される。最近ではこれらの栄養素に富んだ栄養製剤も発売されている。

　入院患者においては、定期的に栄養状態をチェックして、その結果に応じて栄養投与の内容を適宜で変更していく。すなわち、PDCA サイクル（plan：計画、do：実行、check：評価、action：改善）に則って栄養管理を進めていくのがよい。

● 簡易栄養状態評価表(MNA-SF)：Mini Nutritional Assessment-Short Form
● MUST：Malnutrition Universal Screening Tool
● CONUT：Controlling Nutritional Status

77 サルコペニア

コツと注意点

サルコペニアを確定診断するためには、筋肉量の測定が必要である。しかしながら実際の臨床の場では、通常の診察のみでサルコペニアの存在を「強く疑う」ことができる。サルコペニアを予防・治療するためには、患者自身による自主訓練と栄養管理が必須となるため、患者およびその家族への指導が重要となる。自主訓練としては、下肢の筋力増強訓練が推奨されるが、毎日一定距離を歩行するだけでもよい（歩行量を保つことが重要である）。

ちょっと詳しく！

サルコペニアは、**加齢に伴って全身の筋肉量が減少**し、それによる筋力低下や身体活動性の低下がみられる状態である。加齢に伴う蛋白同化ホルモン（テストステロン）の減少や筋代謝の減少などが発症原因と考えられている。サルコペニアの危険因子としては、低 BMI 値、低活動量、低栄養などが挙げられる。

サルコペニアの診断基準としては、**AWGS2019** がよく知られている。AWGS 2019 は、プライマリーケア用と病院用の診断アルゴリズムを提唱しているが、いずれにおいてもまずは筋力

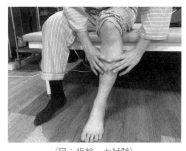

〈図：指輪っか試験〉

（握力）と身体機能（歩行速度、椅子からの立ち上がり能力など）を評価する。病院用のアルゴリズムではさらに、**二重エネルギーX線吸収測定法（DXA）**（X線を照射する）もしくは**生体電気インピーダンス法（BIA）**（微弱な電流を流す）による筋量測定を行う。サルコペニアの簡易スクリーニング検査として「**指輪っか試験**」が考案されている（図）。これは、患者が自分の両手の母指と示指で作った輪で下腿のもっとも太い部を囲み、その輪の中にすき間が残ればサルコペニアの可能性があると判定する。

　サルコペニアの予防・治療としては、**筋力増強訓練**と**栄養管理**が推奨される。抗重力筋（立位を保ち歩行に関与する筋。大腿四頭筋や後脛骨筋など）に対する筋力増強訓練が重要であり、スクワット訓練を指導するのもよい（ただし、訓練中の転倒には十分に留意させる）。栄養管理としては、蛋白質、**分岐鎖アミノ酸**（バリン、ロイシン、イソロイシン）、ビタミンDを十分に摂取するように指導する。牛乳（分岐鎖アミノ酸に富む）を毎日飲むようにアドバイスするのもよい。

- AWGS：Asian Working Group for Sarcopenia
- 二重エネルギーX線吸収測定法（DXA）：dual-energy X-ray absorptiometry
- 生体電気インピーダンス法（BIA）：bioelectrical impedance analysis

78 フレイル

ポイント

1. フレイルは、加齢に伴って身体機能、認知精神機能、社会的機能などが多面的に低下している状態である。
2. フレイルは、「要介護状態の前段階（健常状態と要介護状態の中間状態）」と位置付けることができる。
3. 「要介護状態」への移行を予防することを目的として、身体機能訓練のみならず多面的な介入を行う。

コツと注意点

　フレイルはできるだけ早期に発見して、それに対する予防的・治療的介入を**多面的（multi-dimential）**に行っていくことが重要である。フレイルの患者に対して多面的な介入を行う目的は、「フレイルの状態から要介護の状態に移行させないこと」と「あわよくばフレイルの状態から健常状態に戻すこと（これが可能なケースも少なからず存在する）」である。

ちょっと詳しく！

　フレイルは「frailty」の邦訳であり、**加齢に伴ってさまざまな機能が低下した状態**（外的ストレスに対して脆弱になっている状態）を指す（多面的に障害が生じている状態である）。一般的にフレイルという場合、身体機能の低下（physical frailty）、認知精神機能の低下（cognitive/mental frailty）、社会的機能の低下（social frailty）が含まれることが多い。フレイルは、健常状態と要介護状態（なんらかの医療的処置や介護が必要な状態）の中間状態と位置付けることができる。つまりは「（高齢）健常人で

基礎知識

内科疾患

外科疾患

脳神経

整形・形成

小児

全科共通

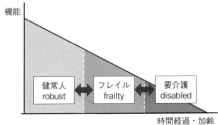

〈図：フレイルの位置付け〉

はないものの、（未だ）治療や介護を要さない状態」がフレイルであり、これは**前介護状態**に相当する（図）。

　フレイルの診断基準としては、Fried によって提唱されたものや J-CHS 基準などが知られているが、いずれも身体機能の比重が大きすぎるとの批判がある。一方で、厚労省によって提案された**基本チェックリスト**を用いれば、運動機能、認知機能、精神機能（うつ状態）、社会機能（閉じこもり）、口腔機能、栄養状態などを多面的に評価できる。フレイルの状態に陥るとひとつの機能低下が次々と別の機能低下を引き起こす。例えば、低栄養状態からサルコペニアになると歩行量が減り、自宅に閉じこもりがちとなってうつ状態になったりする。これは「**フレイルの悪循環（vicious cycle of frailty）**」と称される。

　フレイルの予防および治療としては、多面的な介入を行うことが望まれる。身体機能に対するアプローチとして、軽度のレジスタンス運動や散歩を行うように指導する。認知精神的なアプローチとして趣味に時間をかけたり本や新聞を読んだりするように、社会的なアプローチとして友人と話をしたり地域の集まりに参加するように指導する。社会活動としてフレイルの患者を見つけ出す「フレイルチェック事業」を実践している地域もある。

● J-CHS：Japanese Cardiovascular Health Study

ポイント

1. 嚥下障害は、脳損傷や神経筋疾患の既往がなくても、加齢のみを原因として起こりうる。
2. スクリーニング検査としては、反復唾液嚥下テスト（RSST）と改訂水飲みテスト（MWST）がある。
3. 精査として、嚥下内視鏡（VE）もしくは嚥下造影（VF）を行う。

コツと注意点

　嚥下障害が存在すると、誤嚥性肺炎や窒息の危険性が高まる（臨床的には、前者がより高頻度で重要である）。もっとも避けるべきことは、嚥下障害の存在をまったく考慮することなく（何気なく）普通食を患者に提供して、その後に誤嚥性肺炎が発症してから嚥下障害の存在に気づくという経過である。明らかな既往疾患がなくても高齢患者については、食事を提供する前に嚥下機能のスクリーニング検査を行うのがよい。

ちょっと詳しく！

　嚥下障害の原因としては、脳卒中や頭部外傷などの脳損傷による麻痺、パーキンソン病（PD）や脊髄小脳変性症（SCD）などの神経筋疾患による運動障害、頭頚部がんの術後などがある。しかしながら、これらの疾患の既往がなくても、高齢者においては嚥下障害がみられることがある（加齢のみを原因とする嚥下機能低下のことを「**老嚥**」と称する）。摂食嚥下のプロセスは、①先行期、②口腔期、③咽頭期、④食道期という４つの位相に分け

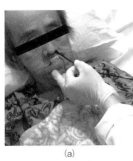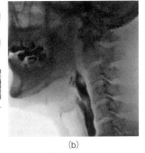

(a)   (b)

〈図：VE（a）と VF（b）〉

られる（①②は随意的、③④は不随意的に起きる）。

　嚥下障害のスクリーニング検査としては、RSST、MWST、フードテストが頻用される。**RSST** では患者に「自分のつば（唾液）の飲み込みを、30 秒間でできるだけたくさん繰り返す」ように指示し、結果として（30 秒間において）2 回以下の嚥下しかできなかった場合に嚥下障害の存在を疑う（評価中に検者は、患者の前頸部の動きを触診で確認するのがよい）。**MWST** は3mL の水を飲ませて、むせや声質・呼吸状態の変化を観察する。

　スクリーニング検査において嚥下障害の存在が疑われた場合には、精査として **VE** もしくは **VF** を行う（図）。VE と VF のうち、いずれを優先的に行うべきかについては意見が分かれる。VE にはベッドサイドで行えることや放射線被ばくを伴わないことなどの長所があるが、嚥下反射が起きる瞬間がホワイトアウト（動いた咽頭後壁がカメラの先端を覆うことによる）となり観察できないという短所がある。VF は誤嚥の瞬間を明瞭に映し出すことができるが、患者が X 線室まで移動する必要が生じ検査時に被ばくを伴う。

● 反復唾液嚥下テスト（RSST）：repetitive saliva swallowing test
● 改訂水飲みテスト（MWST）：modified water swallowing test

基礎知識
内科疾患
外科疾患
脳神経
整形・形成
小児
全科共通

ポイント

1. 嚥下訓練は、食物や飲み物を用いない間接訓練と、それらを用いる直接訓練に大別される。
2. 間接訓練には、舌や口腔の動きを改善させる訓練、嚥下反射を促す訓練、嚥下関連筋を強化する訓練がある。
3. 直接訓練を開始する際には、患者の全身状態がある程度は安定していることを確認する。

コツと注意点

　間接訓練は、食物や飲み物を用いない訓練であるため、事実上はこれの施行によって誤嚥が発生することはない。すなわち安全性の高い訓練であるため、全身状態が不安定な急性期患者に対して行ってもよい。しかしながら、実際の食物や飲み物を用いる直接訓練は、少なからずの誤嚥のリスクを伴う。よって直接訓練を開始する際には、意識障害、呼吸状態の悪化、発熱などがないことなどを先に確認することが重要である。

ちょっと詳しく！

　嚥下訓練は、ほとんどの場合では言語聴覚士（ST）もしくは病棟看護師によって提供される。嚥下訓練は、実際の食物や飲み物を用いない**間接訓練**と、それらを用いる**直接訓練**に大別される。さらに間接訓練は、①舌や口腔の動きを改善させる訓練、②嚥下反射を促す訓練、③嚥下関連筋を強化する訓練に分類できる。

　舌や口腔の動きを促す体操は、すでにいくつかのものが考案されている。嚥下反射を促す訓練としては、**アイスマッサージ**（冷

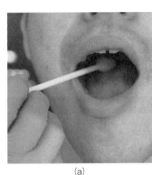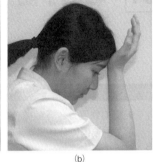

(a)   (b)

〈図：アイスマッサージ（a）と嚥下おでこ体操（b）〉

やした綿棒で咽頭後壁を擦る）（図 a）や氷なめ訓練がある。嚥下関連筋（前頸部の筋肉）を強化する訓練としては、**嚥下おでこ体操**（おでこに手をあててから、頭部を前屈しておでこでその手を押す）（図 b）や **Shaker 訓練**（仰臥位で、おへそを見るように頭部を挙上保持する）がある。

  直接嚥下訓練（**段階的摂取訓練**）では、徐々に食事内容を「嚥下しやすいものから、嚥下しにくいものへ」と変化させていく。プリンやゼリーの摂取から始め、むせや誤嚥がないことを確認しながら順に粥食・軟菜食、常食を試みていく。当初は「とろみ」をつけた食事・飲み物を摂取させるとよい。日本摂食嚥下リハビリテーション学会嚥下調整食分類 2021（食事内容を 5 段階、とろみを 3 段階で評価）を参考にして、食事を決定するとよい。

  嚥下反射は食物・飲み物の温度にも影響を受ける。嚥下反射は食物・飲み物の温度が体温に近いときにもっとも低下し、食物・飲み物の温度が体温よりも高くなるほど、もしくは体温よりも低くなるほど高まる。よって、スープや汁物は冷める前に食べるのがよい。また、脳内における**サブスタンス P** の濃度が高まるほど嚥下反射は亢進するため、サブスタンス P 濃度を高めるカプサイシン（赤唐辛子の成分）や黒コショウの匂い（アロマテラピー）を上手く使うとよい。

（右側縦書きタブ）基礎知識 / 内科疾患 / 外科疾患 / 脳神経 / 整形・形成 / 小児 / **全科共通**

81 転倒予防

ポイント

1. 転倒の原因は、運動機能などの内的要因と生活環境などの外的要因に分けて考える。
2. 個々の患者について、転倒リスクを的確に評価する。
3. 転倒の既往は、重要な転倒リスクである。

コツと注意点

　万全の対策をとっていても、実際の現場においては一定数の転倒は生じうる。すなわち、まったく予期しなかった転倒が少なからず起こってしまうことはやむを得ない（すべての転倒が予防可能では決してない）。医療者が目指すべきことは、転倒発生をゼロにすることではなくて、「**予防可能な転倒の発生をゼロにすること**」である。十分な対策がなされることなく院内で転倒が発生した場合、医療者は安全配慮義務違反のかどで責任を問われる可能性がある。

ちょっと詳しく！

　転倒は「人が地面・床、またはより低い面へ予期せず倒れること」と定義される（転倒を「狭義の転倒」、「転落」、「墜落」の3つに分ける考え方もある）。転倒はもっとも高頻度に遭遇する院内アクシデントのひとつである。転倒することによって擦過傷や打撲傷などの軽微な外傷のみならず、大腿骨頚部骨折や橈骨遠位端骨折などの骨折、**転倒後症候群**（転倒の再発を過剰に恐れることで活動性が低下し、身体機能も低下する）などが発生しうる。大腿骨近位部骨折の場合、転倒がその原因の約80%を占める。

88002-890 JCOPY

〈表：入院患者に対する転倒予防対策〉

- スリッパやサンダルは避けて、履きなれた靴を履くように患者に指導する。
- 車椅子のブレーキは、(患者自身も医療スタッフも) 必ずかけるようにする。
- 車椅子への移乗介助では、医療スタッフは患者の前から対面して介助する。
- 廊下や部屋は整理整頓して、明るくする (ただし、まぶしすぎないようにする)。
- めまいやふらつきのある男性患者には、排尿も坐位で行うように指導する。
- 点滴ラインや電源コードなどを、患者がつまずかないように整理してまとめる。
- ベッドからの移動時には、不安定なものを支えにして立ち上がらないように患者に指導する。
- 不必要な睡眠薬や抗不安薬の投与は行わないようにする。
- ナースコールを遠慮なく使用するように患者に指導する (患者の手の届くところにナースコールを置く)。
- 転倒リスクの高い患者に、識別マークをつけておく。

転倒の原因は、**内的要因**(患者自身の原因)と**外的要因**に大別できる。内的要因としては、①運動要因(麻痺、筋力低下、協調運動障害など)、②感覚要因(視覚障害、聴覚障害、平衡感覚障害など)、③高次脳機能要因(意識障害、全般的認知機能低下、記憶障害、注意障害、せん妄など)、④心理要因(興奮、自信過剰、転倒後恐怖感など)が挙げられる。外的要因としては、①環境要因(室内段差、不良な照明、障害物、手すりの不備、点滴などのラインなど)、②薬物要因(**睡眠薬、抗不安薬、筋弛緩薬**など)が挙げられる。

転倒対策の基本は、①個々の患者について**転倒リスクを評価する**(内的要因や外的要因の有無を確認する)こと、②転倒リスクの大きさに応じて適切な予防策を講じること、である。転倒リスクの評価には、**転倒アセスメントシート**が頻用される。アセスメントシートの内容は施設によって異なるが、一般的には筋力低下、転倒の既往、視覚障害、バランス障害、認知機能障害などの有無が評価される。特に、**転倒の既往**は非常に重要な転倒リスクであり、転倒の既往がない患者と比較すると、(既往がある患者では) 転倒リスクは約3倍になる。

入院患者に対する転倒予防対策を表としてまとめる。

82 よく使用される杖・歩行器・下肢装具

ポイント

1. 杖・歩行器・下肢装具を用いることで歩行に要する介助量を減らし、歩行を安定させ、身体活動性を高める。

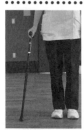

T字杖（一本杖）

　軽量（特にカーボン製）でT字型のグリップが付いている。自立歩行が可能な人が、歩行時のバランスをとるために用いる。ただし、杖に体重をかけることは、ほとんどできない。持ち運びに便利な折りたたみ式や伸縮式のものもある。

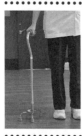

四点杖

　床に接地する基底面が広い（接地点が多い）ため体重をかけても安定しており、倒れにくい。片麻痺患者の平らな屋内歩行（自宅内、施設内など）に適する。ただし、上肢の筋力が弱い場合には使用が難しい。

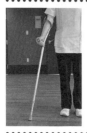

ロフストランド杖

　上部に前腕を通すカフが付いており、その下には手で握るためのグリップが付いている。手と前腕（カフとグリップ）の2ヵ所で体重を支持する。上肢の筋力低下があっても使用することができる。

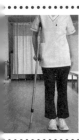

松葉杖

　軽量なアルミ製のものや木製のものがある。免荷効果が大きく、使用側の下肢にかかる負荷を大幅に減ずることができる。手と「上肢と体幹の間」で体重を支持する。下肢の骨折などで使用される。

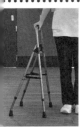

サイドケイン

　幅も重量も大きいが、非常に安定性が高くしっかりと体重をかけることができるため、片麻痺患者の屋内短距離歩行に適する。立ち上がり時に手すりのように使用することもできる。

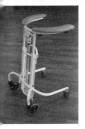

サークル型歩行器

　安定性と操作性が高い。肘～前腕で体重を支持するため、下肢体幹の筋力低下があっても使用できる。歩行器自体が大きいため、病院内や施設内など広いスペース内で使用するのに適している。車輪が小さいため、段差を乗り越えるのが困難である（屋外での使用には適していない）。

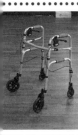

キャスター付き歩行器

　フレームの下にキャスターが付いており、これを押しながら歩く。歩行器を持ち上げる必要がないため、歩行器を持ち上げるのが困難な患者に適する。肘など両腕で支えながら歩くタイプと両手で支えながら歩くタイプとがある。

右側余白タブ：基礎知識／内科疾患／外科疾患／脳神経／整形・形成／小児／**全科共通**

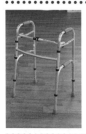

ピックアップ型歩行器

安定性に優れている。両手で持ち上げて歩行器を前方につくことで歩行を進める（上半身の筋力や握力が弱い場合には、使用が難しい）。屋内での使用に適している。軽量であるため階段昇降でも使用できる。

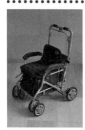

シルバーカー

自立歩行はできるが、下肢体幹の筋力が弱い場合などに使用する。歩行器内に荷物を収納することもできるし、歩行器そのもの（座面）に腰掛けて休むこともできる。屋外（外出時）での使用に適している。

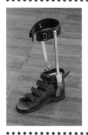

両側金属支柱付き短下肢装具

足関節の内外反などの足部変形を伴うような、中等度〜重度片麻痺がよい適応となる。継手で足関節の角度を変えることで、矯正力や制動力を調整できる。下腿三頭筋の痙縮が強い場合も、本装具が勧められる。

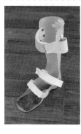

プラスチック製（シューホーン型）短下肢装具

軽度〜中等度の片麻痺が適応となる。足関節後部のプラスチック部分をトリミング加工することで、矯正力や制動力（背屈および底屈方向への制限）を調節できる。装具の上から靴を履くことができる。プラスチック材の厚さは、一般的に 3mm か 4mm である。

88002-890 JCOPY

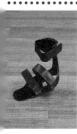

オルトップ型短下肢装具

シューホーン型短下肢装具を短くしたもので、軽度の下垂足に用いる（つま先のクリアランスを高めるために用いる）。軽量で厚みが薄く、患者の抵抗感は小さい。ただし、固定性は小さいため歩容の矯正はできない。

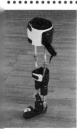

長下肢装具

下肢の支持性を高めるために、治療用装具として用いられることが多い。片麻痺（下肢麻痺）が中等度〜重度で立位保持ができない（膝折れもしくは反張膝が生じる）場合に適応となる。本装具のデメリットは、比較的重量が大きいことである。

コツと注意点

杖を用いる目的は、体重の免荷（下肢にかかる体重を軽減する）、歩行バランスの改善（支持基底面を拡大する）、歩行効率の向上（歩行速度や耐久性を高める）、心理的効果（歩行についての恐怖心を軽減する）である。下肢装具は「下肢の運動機能障害の軽減を目的として使用する補助器具」と定義される。脳卒中後片麻痺に長下肢装具（LLB）を処方する場合には、回復過程を考慮して、大腿部を取り外すと短下肢装具（SLB）になるタイプのものを処方するとよい。SLBは、訓練用のみならず更生用装具（障害が残った後の生活機能を高めることを目的とする）として生活上で用いられることも多い。四点杖と歩行器は介護保険の福祉用具貸与の対象となるが、T字杖とシルバーカーはその対象にならない。

83 Barthel 指数

• 10項目について「できる ADL」を 2～4 段階で評価する。全介助が 0 点で健常人が 100 点となる（21 段階）。

	0点	5点	10点	15点
食事	全介助	部分介助（おかずを細かく切ってもらうなど）	自立（自助具を使ってもよい。標準時間内に食べ終える）	
移乗（車椅子からベッドへ）	全介助または不可能	ほぼ全介助であるが、座ることはできる	部分介助もしくは監視を要する	自立
整容（洗面、整髪、歯磨き、髭剃り）	全/部分介助または不可能	自立		
トイレ動作	全介助または不可能	部分介助（体を支える、衣服の着脱、後始末の介助など）	自立（後始末を含む）	
入浴	全/部分介助または不可能	自立		
歩行	車椅子を使っても、45 m以上の移動はできない	歩行は不能であるが、45m以上を車椅子で移動できる	45m 以上を介助で/歩行器使用で歩ける	45 m以上を介助なしで歩ける
階段昇降	不可能	介助もしくは監視を要する	自立（手すりは用いてもよい）	
更衣	全介助	部分介助で標準時間内にできる	自立	
排便コントロール	全介助	部分介助もしくは時に失禁あり（浣腸や座薬の使用に介助を要する）	自立（失禁なし）	
排尿コントロール	全介助	部分介助もしくは時に失禁あり（排尿器の使用に介助を要する）	自立（失禁なし）	

基礎知識

内科疾患

外科疾患

脳神経

整形・形成

小児

全科共通

84 機能的自立度評価法

- 18項目について「しているADL」を7段階で評価する。
  最低点が18点で最高点（健常人）が126点である。

〈表a：FIMの各項目の採点基準〉

点数	介助の程度	
7点	完全自立	介助なしで、自立して行える
6点	修正自立	装具や自助具があれば、もしくは時間はかかるが行える
5点	監視または準備	監視、準備、指示、促しがあれば行える
4点	最小介助	75%以上を自分で行える。運動項目では手で触れる以上の介助は不要
3点	中等度介助	50～75%を自分で行える。運動項目では手で触れる以上の介助が必要
2点	最大介助	25～50%を自分で行える
1点	全介助	25%未満しか自分で行えない

〈表b：FIMの項目〉

大項目	中項目	小項目	点数
運動項目 （13～91点）	セルフケア	食事	いずれの項目も1～7点
		整容	
		清拭（入浴）	
		更衣（上半身）	
		更衣（下半身）	
		トイレ動作	
	排泄	排尿コントロール	
		排便コントロール	
	移乗	ベッド・椅子・車椅子	
		トイレ	
		浴槽・シャワー	
	移動	歩行・車椅子	
		階段	
認知項目 （5～35点）	コミュニケーション	理解（聴覚・視覚）	
		表出（音声・非音声）	
	社会的認知	社会的交流	
		問題解決	
		記憶	

85 主な介護保険サービス

- 要介護認定を受けた場合には、ケアマネージャーが作成するケアプランの指示に則ってサービスが提供される。
- 要介護認定を新規で申請した場合、暫定ケアプランを作成すれば、認定結果が出る前から介護保険サービスを利用することができる。

	サービスの種類	内容
訪問サービス	訪問リハ	利用者の自宅でリハ科療法士が、ADL訓練、筋力増強訓練、歩行訓練などの個別リハ訓練を行う。
	訪問看護	看護師が利用者宅を訪れて、病状の観察、医師の指示による医療処置、医療機器の管理などを行う。
	訪問介護*	ホームヘルパーが利用者宅を訪れて、身体介護（排泄、食事、服薬など）や生活援助（掃除、洗濯、食事の準備）を行う。
	訪問入浴介護	簡易浴槽や巡回入浴車を使って、利用者の自宅で入浴を介助する。
	居宅療養管理指導	医師や看護師が利用者宅を訪れて、療養上の管理や指導を行う。
通所サービス	通所リハ（デイケア）	日帰りで施設に行き、リハ科療法士によるリハ訓練（集団・個別訓練）を受ける。
	通所介護（デイサービス）*	日帰りで施設に行き、食事や入浴などの日常生活支援を受ける。
施設サービス	介護老人保健施設*	全身状態が安定した患者が、在宅復帰を目指して入所する。入所期間は原則的に3ヵ月間であるが、延長されることもある。
	介護老人福祉施設（特別養護老人ホーム）*	医療処置は不要であるが、在宅での介護が難しい患者が入所する。入院期間についての制限はない。
	介護療養型医療施設*	医療的処置を必要とする人が長期的に入所する（2023年で廃止）。
	介護医療院*	医療的処置を必要とする人が長期的に入所する（2018年に制定）。

88002-890 JCOPY

	サービスの種類	内容
短期入所サービス	短期入所生活介護(一般型ショートステイ)	在宅生活者が一時的に入所して、食事や入浴などの日常生活支援を受ける(介護者の休息目的で利用されることもある)。
	短期入所療養介護(医療型ショートステイ)	在宅生活者が一時的に入所して、日常生活支援と医師や看護師による医療ケアを受ける。
地域密着型サービス	定期巡回・随時対応型訪問介護看護*	24時間体制で、急変時などに迅速に対応できる介護および看護体制である。
	夜間対応型訪問介護*	18時以降にヘルパーが利用者宅を訪れて生活を介護する。
	地域密着型通所介護*	定員18人以下の少人数制のデイサービスである。
	認知症対応型通所介護	認知症患者に特化したデイサービスである。
	小規模多機能型居宅介護	短期間の施設宿泊と訪問介護を組み合わせながら、日常生活支援や機能訓練を行う。
	認知症対応型共同生活介護(グループホーム)	認知症患者が共同生活をしながら、日常生活支援や機能訓練などのサービスを受ける。
	地域密着型特定施設入居者生活介護*	指定を受けた定員30人未満の有料/軽費老人ホームが、日常生活支援を行う。
	地域密着型介護老人福祉施設入所者生活介護*	入所定員30人未満の介護老人福祉施設に、常に介護が必要である患者を入所させて、日常生活支援を行う。
	複合型サービス(看護小規模多機能型居宅介護)*	デイサービス、ショートステイ、訪問介護、訪問看護を組み合わせながら、日常生活支援や機能訓練を行う。
その他	福祉用具貸与	車椅子、介護用ベッド、歩行器、歩行補助杖、床ずれ防止マットなどのレンタル費用が支給される。
	特定福祉用具販売	ポータブルトイレ、腰かけ便座、入浴椅子、浴槽用手すり、簡易浴槽などの購入費用が支給される。
	住宅改修費支給	上限20万円で手すり設置、洋式便器への取り換え、床材料の変更などの改修費が支給される。

＊要介護者のみが利用できる(要支援者は利用できない)。

基礎知識
内科疾患
外科疾患
脳神経
整形・形成
小児
全科共通

INDEX

88002-890 JCOPY

角田　亘　Wataru Kakuda

1991 年	東京慈恵会医科大学医学部卒業
2004 年	スタンフォード大学脳卒中センター　客員研究員
2012 年	東京慈恵会医科大学リハビリテーション医学講座　准教授
2017 年	国際医療福祉大学医学部リハビリテーション医学教室　主任教授
2020 年	国際医療福祉大学成田病院リハビリテーション科　部長

専門分野　リハビリテーション医学、脳神経内科学、脳卒中学、老年医学

■「日本で "最も新しい" 医学部のリハビリテーション医学教室」で「日本で "最も魅力的で充実した" リハビリテーション医学・医療の教育」を実現させることを夢見て、志高き医師・療法士・看護師とともに日々奮闘中である。

Minimum-pedia of Rehabilitation Medicine
by Wataru Kakuda

©First edition, 2023 published by SHINKOH IGAKU SHUPPAN CO.LTD., TOKYO.
Printed & bound in Japan.

© 2023　　　　　　　　　　　　　第1版発行　2023 年 3 月 20 日

リハビリテーション医学　ミニマムペディア

著者	角田　亘
発行者	林　峰子
発行所	株式会社 新興医学出版社

〒113-0033　東京都文京区本郷 6-26-8
TEL 03-3816-2853　FAX 03-3816-2895

検印
省略（定価はカバーに表示してあります）

印刷　三美印刷株式会社　ISBN978-4-88002-890-3　郵便振替　00120-8-191625